针灸精髓之
经络辨证

刘 俊 邓叔华 主编

化学工业出版社

·北京·

内容简介

本书从传统针灸的辨证论治核心思想出发，着重凸显出针灸中辨证取穴原理及方法，回归针灸的辨证精髓，提高临床疗效。在内容上分为基础篇与病症篇。基础篇介绍了针灸辨证的思路方法，其中包括经络辨证与脏腑气血津液辨证；病症篇精选了临床常见病、针灸优势病种进行介绍，并附有医案，方便读者学习应用。

本书适合中医、中西医结合、针灸专业的学生，针灸临床医生及从业者，以及针灸爱好者阅读参考。

图书在版编目（CIP）数据

针灸精髓之经络辨证 / 刘俊，邓叔华主编 . — 北京：化学工业出版社，2022.7（2024.9重印）

ISBN 978-7-122-41122-8

Ⅰ.①针… Ⅱ.①刘… ②邓… Ⅲ.①针灸疗法 Ⅳ.①R245

中国版本图书馆 CIP 数据核字（2022）第 055500 号

责任编辑：邱飞婵　满孝涵　　　文字编辑：李　平
责任校对：李雨晴　　　　　　　装帧设计：关　飞

出版发行：化学工业出版社
　　　　　（北京市东城区青年湖南街 13 号　邮政编码 100011）
印　　装：河北延风印务有限公司
850mm×1168mm　1/32　印张 6¾　字数 164 千字
2024 年 9 月北京第 1 版第 3 次印刷

购书咨询：010-64518888　　　　售后服务：010-64518899
网　　址：http://www.cip.com.cn
凡购买本书，如有缺损质量问题，本社销售中心负责调换。

定　　价：39.80 元　　　　　　　版权所有　违者必究

编写人员名单

主 编

刘 俊 邓叔华

副主编

曹丕钢 李 慧 吴开辟 印红爱

编 者

刘 俊 邓叔华 曹丕钢 李 慧

吴开辟 印红爱 陈海莺

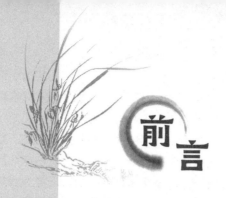

前言

当今，针灸治疗疾病已经被越来越多的人接受。针灸治疗具有简、便、廉、验等独特优势，尤其是治疗后见效快，往往有立竿见影的功效，并且没有毒性作用，所以又被称为"绿色医学"。有人认为针灸就是哪痛针哪，其实针灸要想取得好的疗效，不应仅仅局限于局部取穴，而是要在中医整体观念的基础上辨证论治，运用望、闻、问、切等手段，尤其要查看舌苔、脉象，辨寒热虚实，然后辨证取穴，上病下取或左病右取，或局部取穴与远端取穴相结合。只有这样，针灸治疗才会取得更好的疗效，显著提高治愈率。但是临床上也有部分针灸师存在不辨证就针灸的情况。

针灸的实际应用中到底需不需要辨证论治？答案是肯定的。事实上，针灸临床除少数经筋病证外，绝大部分病证的选穴组方、补泻手法的使用、刺激方法的选择、刺激量的大小等，都需要在辨证诊断的前提下进行选择，也就是说，治疗措施的恰当与否，很大程度上取决于医者认真诊断的准确性。针灸作为中医学的重要组成部分，必须在中医学理论的指导下，进行辨证论治。

正确的诊断与对病情准确的评估是进行合理治疗

的前提。提高针灸临床的诊断水平和疗效，需要有系统扎实的中医学基础理论，日积月累的临床实践功底和孜孜不倦的研究探索精神，诊断治疗缺一不可，绝非简单浮躁可成。

历代医家在长期的临床实践中创立了中医学多种辨证方法。这些方法各具特色，指导着中医学各科的诊断治疗。在针灸临床诊断方法上，常用八纲辨证、脏腑辨证、经络辨证及气血辨证等综合辨证方法，尤其是经络辨证，对于针灸临床的诊断治疗具有重要的指导意义。《灵枢·经脉》指出："经脉者，所以能决死生，处百病，调虚实，不可不通。"说明了对经络学说的高度重视。

综上所述，针灸临床医师，必须重视辨证论治，不仅要运用中医学四诊合参，精细辨证，而且还要结合针灸学的特点，如经络辨证等进行准确诊断，最后取穴针治，方能收到好的疗效。

本书内容分为基础篇与病症篇。基础篇介绍了针灸辨证的思路方法，其中包括经络辨证与脏腑气血津液辨证；病症篇精选了临床常见病、针灸优势病种进行介绍。所论之处多有不足，若能"抛砖引玉"，引起当今针灸界重视针灸处方的辨证论治，则心愿足矣。

邓叔华　刘　俊
2022 年 3 月

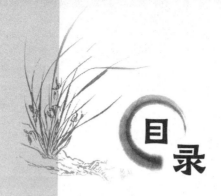

目录

基础篇

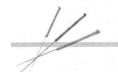

第一章

为什么要学"经络学说"

对于真正热爱中医针灸的人来说，2010年11月16日是一个值得记住和怀念的日子。因为这一天是联合国教育、科学及文化组织正式宣布"中医针灸"被列入世界《急需保护的非物质文化遗产名录》的一天。改革开放以来，"针灸"，因为它理论的丰富，操作的简便，疗效的迅捷，绿色的疗法，越来越受海内外人士的欢迎。

针灸发展势头日趋强盛，但这种强盛中却存在一些问题。

第一，针灸的理论基础——经络学说应用范围被局限化了。在现在的中医教育制度下，很多科班出身的学生们不明白经络学说的重要意义。很多人认为经络学说只能在扎针时用得着。但经络学说的作用并非只是如此。湖南名医毛以林先生记载了一个病例：某男，50岁。腹泻2天，服西药治疗后腹泻止，但舌体突然不能外伸，言语不清，按脉沉细弱，苔薄，舌质正常。经神经科检查，未见异常。这是个什么病呢？按照常规思路，患者腹泻脱水，血液浓缩，黏稠度增高，有发生脑梗死的可能性。但是神经科检查并未发现异常，因此可以排除。按照中医学的脏腑辨证、三焦辨证、卫气营血辨证等来分析，有人会说舌为心之苗，患者腹泻导致阴虚，以致筋脉失养，所以出现舌体不能外伸。但患者的舌脉与阴虚之舌红少津、无苔明显不符。问题到底出在哪儿呢？腹泻病机关键在于"脾虚湿盛"，而从经络学说角度来说"脾足太阴之脉……连舌本，散舌下"。因为腹泻伤脾，脾之精气不能沿足太阴经上承于舌，舌失濡养则不能伸。因此给予香砂六味丸健脾调理气机，配合针刺足太阴脾经穴位，治疗第二天患者的病就基本好了。

在《中医诊断学》中，八纲辨证是辨证的纲领，属于纲领性的东西；脏腑辨证是以病位为主的辨证方法。这两种辨证方法临床运用广泛，通俗易懂，易于接受，深受欢迎。因此论述的篇幅较多。至于六经辨证、卫气营血辨证、三焦辨证这三个辨证方法主要是针对外感病创立的，适用范围稍显局限，论述较少无可厚非。但是经络辨证在《中医诊断学》里的论述也相对较少。"经络辨证"不是只有学针灸的人才用得着，为什么要等到学针灸时再学呢？上段那个"舌不能伸，语不能言"病例非常值得我们反思！

第二，针灸界内部运用针灸存在一些误区。现在中国针灸界流行着"三光针法"，很多针灸医师在针刺治疗中只要是病变部位的穴位几乎都进行针刺。比如有个类风湿膝关节炎的患者，进针灸诊室后，告诉医师他两个膝盖痛，这位医师就会很麻利地"刷刷"几下，十几根针就进入了患者的膝盖，这膝盖就变成刺猬了。这就是"三光针法"——银针所过，寸皮不留。这种针法流行的直接后果是针灸辨证论治的流失。因此，现在社会上很多人都不知道针灸也有"辨证论治"这一说法，甚至很多学针灸的学生们也不确定这一点。笔者是学针灸出身的，记得大五实习时，带教老师是一位在那个省里有些名气的针灸医师。有一次，一个癫痫的患者是针药结合治疗，中药也是这位老师开，当时有个30多岁的妇女坐着扎针（颈椎病），看到带教老师在开方子，很是诧异地问："针灸大夫也会开方子？"

当她说完这句话后带教老师小半天没说出话来。针灸是中医学的重要组成部分，怎么会没有辨证论治呢？但现实的尴尬又使得我们无言以对。

那么，为什么要学"经络学说"，其实就是要让大家明白经络学说对学医者的重要性。下面将从两个方面来证明这一点。

一、经络学说与其他辨证方法

从中医学辨证方法的起源流程来说，其实八纲辨证、脏腑辨证、六经辨证等辨证方法是从经络学说发展而来的。各种辨证方法都是通过"证"来分析病因和病机的。换句话说，辨证论治的主要依据是症候群。早在《黄帝内经》中就有关于十二经病候系统完整和详细的论述。因此，经络学说不仅为中医学辨证方法奠定了基础，而且对中医学辨证论治完整理论体系的形成起了决定性的促进作用。

下面就从四个方面来具体看看经络学说的起源及其与其他辨证方法的联系。

（一）经络学说的起源

被奉为"中医四大经典"之首的《黄帝内经》，为中医学理论体系的确立奠定了基础。但是在《黄帝内经》问世之前，经络学说就已经发展成为一门比较完整而成熟的学术理论了。比如1973年底在我国长沙马王堆汉墓出土的帛书《阴阳十一脉灸经》和《足臂十一脉灸经》，成书年代就早于《黄帝内经》。因此，经络学说可能在青铜器时代或更早些时代就已经创立和形成了。

（二）经络学说与八纲辨证

八纲是指表、里、寒、热、阴、阳、虚、实八个纲领。现在的中医认为八纲辨证是中医诊疗方法中最基本的辨证法则，脏腑辨证、三焦辨证、卫气营血辨证等辨证方法都是从八纲辨证中发展而来的，八纲辨证是各种辨证方法总的概括。这种说法有一定的理论及临床意义，但是它并不适用于经络辨证。事实上，从中医学各种辨证方法的形成过程来说，八纲其实是经络学说具体内容经过综合分析而形成的概念。比如张景岳在《景岳全书》中说："以十二经脉分阴阳，则六阳属腑为表，六阴属脏为里……而三阳之经，则又以太阳为阳中之表……阳明为阳中之里，少阳为半表半里。"这是阴阳表里分证的导源。十二经证候中有"气盛有余"和"气不足"等证候的论述，并指出"盛则泻之，虚则补之，热则疾之，寒则留之"等辨证论治的方法和原则，后世医家在此基础上丰富和发展成了"表、里、寒、热、阴、阳、虚、实"的具体证候，进而形成了八纲辨证的论治体系。

（三）经络学说与脏腑辨证

脏腑辨证在《黄帝内经》中就有论述，但是直到东汉·张仲景的《金匮要略》的脏腑病机理论运用于临床，才奠定了脏腑辨证的基础。通过脏腑辨证能够较为准确地辨明疾病的位置。但是这种位置的确定是通过经络"内属于脏腑，外络于肢节"作用实现的，像脏腑学说中的心开窍于舌，肺开窍于鼻，脾开窍于口，肝开窍于目，肾开窍于耳及二阴，都是通过经络联系体现出来的。下面通过一个具体例子来说明。

从脏腑辨证来说，肺病的辨证分型主要包括以下几个方面。

（1）肺气虚证：咳嗽无力，气短而喘，动则尤甚，咳痰清稀，声低懒言，或有自汗、畏风，易于感冒，神疲体倦，面色淡白，舌淡苔白，脉弱。

（2）肺阴虚证：干咳无痰，或痰少而黏、不易咳出，或痰中带血，声音嘶哑，口燥咽干，形体消瘦，五心烦热，潮热盗汗，两颧潮红，舌红少苔而干，脉细数。

（3）风寒犯肺证：咳嗽，咳少量稀白痰，气喘，微有恶寒发热，鼻塞，流清涕，喉痒，或见身痛无汗，舌苔薄白，脉浮紧。

（4）风热犯肺证：咳嗽，痰少而黄，气喘，鼻塞，流浊涕，咽喉肿痛，口微渴，舌尖红，苔薄黄，脉浮数。

（5）寒痰阻肺证：咳嗽，痰多，色白、质稠或清稀、易咳，胸闷，气喘，或喉间有哮鸣音，恶寒，肢冷，舌淡，苔白腻或白滑，脉弦或滑。

接着再来看看肺经病候。《灵枢·经脉》篇说："是动则病肺胀满膨膨而喘咳，缺盆中痛，甚则交两手而瞀，此为臂厥。是主肺所生病者，咳，上气喘渴，烦心胸满，臑臂内前廉痛厥，掌中热。气盛有余，则肩背痛风寒，汗出中风，小便数而欠。气虚则肩背痛寒，少气不足以息，溺色变。"

从上述论述可以看出，肺经的病候基本上已经把肺脏辨证中的主要内容囊括了。此外，肺经病候中的"缺盆中痛"等在肺病辨证咳嗽剧烈时也会出现。因此，可以认为脏腑辨证是在经络学说的基础上发展而成的。

（四）经络学说与六经辨证

六经辨证是《伤寒论》辨证论治的纲领，是张仲景在《素问·热论篇》的基础上，根据伤寒病的证候特点和传变规律而总结出来的一种辨证方法。从六经辨证创立以来，历代医家对它的评价都很高，认为它开创了中医学辨证论治的先河。但即便是如此，六经辨证仍然是从经络学说中演变而来的。

根据经络学说同名经"同气相通"的原理，张仲景将十二经中的手足同名经合为六经。所以六经病的症候群，基本上都是十二经病候中手足同名经病候的精简和补充。经脉"内属于脏腑，外络于肢节"，因此十二经病候既包括了内科杂病的病候也包括了外感病的病候。但张仲景的六经辨证是用于治疗外感伤寒的，因此张仲景把十二经中的内科杂病病候删除了。具体内容，可以参考《灵枢·经脉》和《伤寒论》中的相关内容。

二、经络者，决死生

有人说，经络很重要，但再怎么重要也只是学针灸那些人的事，不学针灸的人只要会背方歌、开方子就行了。真的是这样的吗？

学过针灸的人都知道"夫十二经脉者，内属于脏腑，外络于肢节"这句话，意思是经络能够起到联络人体五脏六腑、四肢百骸、五官九窍、皮肉筋骨等组织器官的作用。如《金匮要略》说："见肝之病，知肝传脾"。为什么肝病要传脾呢？因为足太阴脾经之脉交出厥阴，肝脉又循胃而行，而脾胃又相互表里，所以肝病易传脾。又如，常说的"肝肾同源"，它的理论基础是什么呢？从经络角度来说，足少阴肾经之脉"从肾上贯肝"，而肝脉又"上入颃颡，连目系，上出额，与督脉会于巅。"故肾水虚耗的病，很容易影响肝脏，导致水不涵木，肝阳上亢，而出现头晕目眩等不适。

经络学说不仅在理论上能够解释人体生理病理变化，在治疗方面的应用，则更是广泛，细致而又灵活。中医注重"整体观"，而这种整体观就是经络的"内属于脏腑，外络于肢节"。中医师在治疗某些疾患时，常常不仅是治某个脏器，而是特别重视与其有关的另一些脏器。例如：治疗肺痨，常用补肾的方法；治疗肾脏疾病，常常采用运脾或宣肺的方法；目疾不治目而用补肝的方法；口舌生疮，可以清泄小肠之热；泄泻采用调治膀胱或补肾的治法。结果都能使治疗获得较好的效果。这种例子，不胜枚举。又如针灸治疗高热，常取大椎退热，因为大椎是诸阳交会穴；阳气不足，可温灸关元，因关元为三阴之会，又是肾间动气所系的穴位。此外，如头顶痛，取足小趾至阴；泄泻及脱肛，取头顶的百会；呼吸系统疾患，取用大肠经的曲池、合谷等，这些例子都充分说明经络学说在临床应用中的价值。

因此，《灵枢·经别》曰："夫十二经脉者，人之所以生，病之所以成，人之所以治，病之所以起，学之所始，工之所止也。"意思是人的生老病死都是因为十二经脉，学医的人首先需要知道的就是十二经脉，高明的医师医术水平再高也离不开十二经脉。

高考填志愿的时候，我要填中医学院，父母就劝我说中医太深奥了，不是那么容易能学得会的。当时我不信，因此一上大学我就努力学中医基础理论、背方歌，但是学了一年后我就泄气了。因为我学了一年中医仍然没搞清楚中医是什么。于是我就把自己的精力放在了西医上。大三时我们开始学针灸了，由于我对学好中医失去了信心，刚开始我也就没怎么用心去学针灸。但后来有一件事让我改变了想法。大家都知道四大经典中的《伤寒论》。《伤寒论》开篇就说到了太阳病的提纲："太阳之为病，脉浮，头项强痛而恶寒。"当时我学这句话的时候就很不明白为什么疼痛的部位是在"头项"。后来在针灸课上，老师在讲足太阳膀胱经时，我脑海里突然想到了"头项强痛"四个字。《灵枢·经脉》说："膀胱足太阳之脉……从巅入络脑，还出别下项，循肩髃内，挟脊……"这时我就彻底明白了太阳病为什么会出现"头项强痛"了。我也明白了，因为葛根入足太阳经，具有舒筋的作用，所以太阳病"项背强几几"无论有汗无汗都加它来舒筋止痛。现在，回想起大学的生活，最让我感谢的是学校能开设"针灸"这门专业。它就像一盏明灯指引我走在学中医的道路中。

不仅《灵枢》从理论上能证明经络对于任何学中医的人的重要性，在临床实践中运用经络也能起到立竿见影的效果。下面介绍两个病案来说明这一点。

第一个是一个中医医案。有个年轻人，20 岁左右，不明原因，一夜间舌头突然肿大，而且很痛，不能说话，一说话就更痛，医师查看了他的舌：舌面中前部有两团紫块突出来，颜色紫暗，里头没有血水，舌尖也很红，舌头转动不灵活。这个年轻人平常喜欢吃辣的东西，而且容易流鼻血。脉数而有力。医师辨证为血热妄行，开了犀角地黄汤。但是这个患者吃了 4 天的药，一点效果也没有。医师犯难了，怎么吃了药没有效果呢？晚上他躺在床上难以入睡，想着：舌为心之苗，突然之间舌头出现紫块，难道是急火攻心吗？再根据患者舌尖红，脉数有力，这是心经实火无疑了。但是为什么服用了犀角地黄汤会没有效果呢？细想之下才明白：犀角地黄汤虽然清热凉血，但是并非专门清泻心火的，而清心火的专方是导赤散。于是这个医师第二天就给患者用上了导赤散加味治疗。结果吃了 2 天药就好了。

第二个病案是个针灸病案。这个病案是从高树中的《一针疗法——〈灵枢〉诠用》一书中摘录的。20 世纪六七十年代，张老师（张善忱）在农村。有一天晚饭后，张老师等几个人正在村边的小路上散步，忽见对面几个人赶着毛驴地车急匆匆而来，张老师料到他们可能有急事，便远远地停在了路边，等驴车从身边急驶过时，他发现车上躺着一个人。职业的敏感和责任让他问了一句，才知道这是一位因胆道蛔虫发作而剧烈腹痛的患者。他急忙让车停下，因身上没带针具，便以指代针，在患者背部的胆俞处进行按压，没几分钟，患者的疼痛便完全消失了。这是我听说过的第一个一针收速效的病例，引发了我对针灸的浓厚兴趣。

明代马元台在《灵枢·注证发微》中说："十二经脉……实学者习医之第一要义，不可不究心熟玩也，后世能言，不识十二经络，开口动手便错，而于此懵然，惜哉。"所以只要你是学中医的，即使你的专业是内、外、妇、儿科，都应该学《针灸学》。不要求你会扎针选穴，但至少要知道经络学说的基本内容。

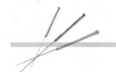

第二章

什么是"经络学说"

　　《中医基础理论》将经络学说定义为：研究人体经络系统的概念、构成、循行分布、生理功能、病理变化及其与脏腑形体官窍、精气血神之间相互联系的基础理论，是中医学理论体系的重要组成部分。经络学说贯穿于人体生理、病理及疾病的诊断和防治各个方面，与藏象、精气血津液等理论相互辅助，深刻地阐释了人体的生理活动和病理变化，对临床各科都起到了极其有效的指导作用。

一、什么是经络学说的理论基础

　　在中医学理论里，人体的生理功能和病理变化都可以用"阴阳"来阐述。中医学强调世界是一个整体，而这个整体则是阴阳对立统一的结果。阴阳的此消彼长、相互作用促成了人体生命活动和病理变化。对阴阳作用概述的最精当的话是出自《素问·阴阳应象大论》："阴阳者，天地之道也，万物之纲纪，变化之父母，生杀之本始，神明之府也。"毫不夸张地说，如果你理解和掌握了这句话，你就可以算得上入了中医的门了。但事实是很多人学了一辈子的中医，也没有明白这句话的含义。

在正常情况下，人体中阴阳两个方面处于相对平衡状态，维持人体中各组织、器官、脏腑的正常生理功能。若人体的阴阳失去平衡，就会生病。阴阳二气，最不能偏，不偏则气和而生物，偏则气乖而杀物。正如成无己在其《注解伤寒论》中说的："一阴一阳谓之道，阴阳偏盛谓之疾。"

由于阴阳失调是疾病产生和发展的根本原因，那么，调理阴阳，恢复阴阳的相对平衡，就成了治疗疾病的基本原则。因此可以看出，针灸治疗的目的在于协调阴阳，恢复阴阳的动态平衡。因此，《灵枢·根结》中说："用针之要，在于知调阴与阳，调阴与阳，精气乃光，合形与气，使神内藏。"针灸通过经络、腧穴配伍、针刺手法来实现调和阴阳的目的。后人曾经将阴阳平衡理论和针刺法称为"阴阳针法""阴阳平衡针法"。但这一提法现在已较少使用了。

从以上论述中可知，经络学说的理论基础是阴阳学说，这也是中医学一切理论的基础。

二、什么是经络

"经络"是经络学说的基础，就像一座大厦的地基一样。所以学"经络学说"得明白什么是"经络"。

首先来对"经络"两个字进行一番局部剖析。经络即经脉和络脉。经脉的"经"是什么意思？《释名》里说："经，径也，如径路无所不通。"经就是路径、道路的意思。那么"络"又是什么意思？《说文解字》又说："络，絮也。"说的是"络"细密而繁多，就像网络一样，起着联络的作用。在20世纪七八十年代，国家就专门组织了一大批针灸及其他方面的专家来研究经络实质问题。他们用上了显微镜、手术刀以及当时最先进的一切仪器设备和技术手段，但最终还是一无所获。

那么世界上真的有经络吗？如果有，那为什么看不见，也检测不出来呢？请坚信针灸的人树立这么一个观点：大自然是神奇的，现在你看不见摸不着的东西并非代表它就不存在。比如说我们天天用的手机，你用手机发短信，你能看见你编辑的文字是怎么传到你朋友的手机里面的吗？你肯定看不见，但你能说无线信号不存在吗？经络是实实在在存在的。至于它到底长得是方的还是圆的，我们暂时就不需要对它做这么物质化的研究了。我们现在需要的是用"经络"来防病、治病、养生保健。

但是有人就会抱怨说看不见、摸不着的东西太抽象，学不会。这里介绍一些理解记忆"经络"的好方法。《针灸学》教材里说过，经络（包括十二经脉和十五络脉）是人体气血运行的道路。简单地说，经络就是道路。道路是用来供人走动和运输东西的，好人可以在路上走，坏人也可以在路上走；汽车可以在路上走，单车也可以在路上走。同样，正气可以在经络中运行，邪气、病气也可以在经络中传变。

学过针灸的人都听说过"经脉者，所以行血气而营阴阳，濡筋骨，利关节者也"和"夫十二经脉者，内属于脏腑，外络于肢节"这两句话。正常情况下，经络就像铁路和公路一样，把气血这些营养物质运行到身体的上下内外，以保持人的健康状态，维持生命。但是我们已经知道邪气也可以使用这一条条的路，就像坏人也可以坐火车、汽车一样。邪气只要一进入经络就开始不安分了，它们不但占了气血的位置，还使经络发生"交通大拥堵"而导致人体产生各种各样的疾病。所以《灵枢·九针十二原》说："神乎神，客在门，未睹其疾，恶知其原。"也就是说，正气和邪气都在穴位这个门户里，通过观察研究穴位这个门户就能知道疾病在什么地方了。治病时也就应该通过针刺经脉上的穴位来补正气、祛邪气而达到"阴平阳秘，精神乃治"的状态。

　　古人常常通过取象比类的方法来说明事物，"经络"也不例外。《灵枢·经水》说："经脉十二者，外合于十二经水，而内属于五脏六腑。"这里说的十二经水是指中国古代的清、渭、海、湖、汝、渑、淮、漯、江、河、济、漳等十二条河流，统称为十二经水。人体内的十二经脉及其相互关系就跟十二经水一样。《管子·度地篇》中在讲述都市的建造时说："乡山，左右经水若泽。内为落渠之写，因大川而注焉。"这里说的"经"和"落"与经络中的"经"和"络"含义是一样的。经水是纵贯流通到海的大川；落渠是横着与经水联络的沟渠。经络学说里的大者为经，小者为络，就是从这里来的。

　　《灵枢·经水》中说十二经水，"外有源泉而内有所禀，此皆内外相贯，如环无端，人经亦然"。因此，十二经脉在体内也能周流循环不息；十二经水联结九州八方，十二经脉则可以"内属于脏腑，外络于肢节"；十二经水通畅则水不为患；十二经脉气血流行顺畅，则百病不生。大家都知道，在大江大河周围常常有许多的湖泊，当大雨降下，江河水猛涨的时候，河水流入这些湖泊就能减轻河水泛滥成灾。当江河水减少的时候，这些储存于湖泊的蓄水再次流入江河，以保持江河的通畅。人体内的经络系统也有相似的调节系统，这就是奇经八脉。《奇经八脉考》说："盖正经犹夫沟渠，奇经犹夫湖泽，正经之脉隆盛则溢于奇经。"可见，奇经八脉与十二经脉的密切联系，也是古人通过与河川湖泽取象比类出来的。

三、经络系统的组成

　　在古代，我国广袤的版图上有十二大川名为十二经水。各经水有其主流和分支，也有各自的流域和相互间的连通。而人体也像我国广袤的版图。

经络系统由十二经脉、奇经八脉、十二经别、十二经筋、十二皮部和十五络脉以及无数孙络和浮络等组成。十二经脉和奇经八脉就相当于我国版图的十二经水，是人体气血精津液等物质运行流通的主要通道，同样也是各种病邪出入停留的通道；十二经别、十二经筋、十二皮部则相当于十二经水的流域，它从属于十二经脉和奇经八脉，同时也扩宽了十二经脉和奇经八脉的支配范围；十五络脉、孙络和浮络则是版图中的无数的沟渠，它们的主要作用是加强各条经脉的联系。十五络脉与孙络和浮络的不同在于它是较大的沟渠，有名有姓。

经络系统的组成见图 2-1。

（1）十二经脉：内属脏腑，外连肢节，行分肉间，是气血通行的主要干道，按一定流注次序，循环传注。

（2）十二经别：别行之正经。从十二经离入出合的支脉，着重内部的循行，其特点为"六合"。

（3）奇经八脉：别道奇行的经脉分支，不拘于正经，溢蓄调节气血。对十二经脉有联系、渗灌、组合、主导作用。

（4）别络：主要的大络。其中十二条，起沟通表里两经气血的作用；合任、督、脾之大络为"十五络"。对周身络脉起统属作用。

（5）浮络：浮而常见，支而横者，是浮行于浅表部位的络脉。

（6）孙络：络脉分支而细小者（络之别者），是络脉中最细小的分支。

（7）十二经筋：筋肉骨节，分布体表，不入脏腑，为十二经之气结聚散络于筋肉关节的体系。其特点为"四结"，着重加强了三阴经、三阳经之间的有机联系。

（8）十二皮部：经络系统在体表皮肤的区域分部，即皮肤，有保卫机体、抵抗外邪和反映脏腑经络及局部疾患的作用。

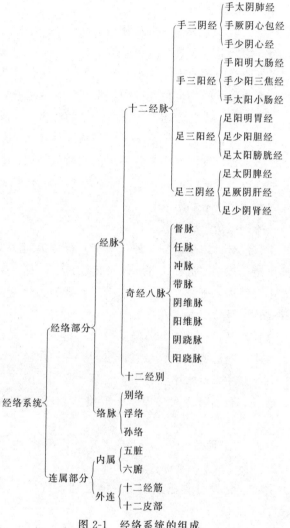

图 2-1　经络系统的组成

（9）六合：十二经别从四肢肘膝关节上下的正经分出称"离"（别），进入胸腹腔称"入"，于头项部出来称"出"，阳经经别合于本经的经脉，阴经经别合于其相表里的阳经经脉称"合"。手足三阴三阳经别，按表里两经关系组成六对，所以称为"六合"。

四、经络辨证

经络辨证是指根据经络的循行分布、属络脏腑、生理功能等来确定疾病的经络归属，以选择相应的治疗方法和穴位。说得简单点，就是搞清楚是哪条或哪几条经络出了毛病。有人会说："我们通过脏腑辨证或其他辨证方法也可以选取穴位进行针灸治疗。为什么却非得强调经络辨证呢？这不是多此一举吗？"有这种想法的人，可能没有真正明白针灸和中药的区别。汤药是通过脾胃吸收后进入血液循环而到达病变部位来调整阴阳平衡的；但针灸则是直接通过经络上的穴位到达病变部位，它比汤药更直接，起效速度更快。离开了经络穴位，如何谈针灸？所以针灸治病绝对不能完全照搬中医学其他的辨证方法，或者不辨证而实行"三光针法"。我们来看一个临床上的病例，也许就能明白这个道理了。张耀春在他的文章《罕见一例足少阴肾经经络现象与辨证分析》中描述了这样一个 42 岁的男患者。该患者以左下肢内侧有一条紫黑色线条至阴部 2 月余为主诉就诊。通过查体发现，患者左下肢内踝上 2 寸处，沿腓肠肌内侧缘，可以看见紫色丘状疹，高出皮肤，从腓肠肌内侧缘上行过膝内侧缘，历半腱半膜肌，经股内廉至前阴，没有压痛、瘙痒、灼热感。这是个非常特殊的病例，也许很多医师看过后都有些丈二和尚摸不着头脑。但只要熟悉经络的人，很快就能明白这是个什么病。《灵枢·经脉》告诉我们，足少阴肾经起始于足小趾下，斜向足心涌泉，从足舟骨粗隆下面出来，沿着内踝后面的太溪向上行，经过小腿内侧，从腘内侧继续上行于大腿内后侧，最后到达肾。这个患者下肢的黑线正好与足少阴肾经的循行路线一致。所以这个病的病位在肾，再结合其舌脉即可辨出证型了。

从字面上看，大家都知道"经络"包括"经脉"和"络脉"。

经络辨证应该分为辨经病和辨络病。现在很多针灸方面的书只提到过经脉辨证，而没有介绍络脉辨证问题。这是不全面的。所以在这着重提出来。

"经络辨证"首先辨在"经"还是"络"？

十二经脉主要是运行气的，络脉除了十五络脉之外都是运行血的，所以说"经主气，络主血"，故《灵枢·营卫生会》说："故血之与气，异名而同类焉。"十二经脉的主治各类教材都说得很详细了。在这里，主要是谈谈"络"病问题。

《难经·二十二难》中有"气留而不行者，为气先病也，血壅而不濡者，为血后病也"的论述，可谓是"久病入络"思想的源头活水，且《素问·调经论》有"病在血，调之络"的说法。因此可知，大多情况下，久病、瘀血都与"络"脉有关。但是该如何辨别是否"入络"了呢？一方面可以看体表有无细小的络脉，如果有，病就入络了，比如大家都知道蜘蛛痣是肝硬化的一个重要体表反应，一般情况下中医大夫们开汤药都会以活血化瘀为主或在辨证的基础上加用活血药；另一方面可以通过病程的长短来判断。比如张伯臾老先生治过一个患者，脘腹阵发性剧痛，时作时休，经久不愈，曾先后用了附子理中汤、四逆散、平胃散等方药，均未见效。脘腹疼痛有压痛，喜暖，形寒肢冷，大便难，口干纳少，苔薄白腻，脉细。张老认为此为寒热错杂之证，故给予柴胡疏肝散治疗，考虑"久痛入络"，故合用金铃子散理气活血。服用几剂药后患者疼痛明显减轻。因此"久病入络"，也是判断"络"病的一个常用方法。确定这个患者就是"络"病了，但是该如何用针灸治疗呢？《灵枢·终始》曰："久病者邪气入深，刺此病者，深内而久留之……"因此我们对于"络"病可以采用深刺，久留针的方法。另外，放血疗法也是治疗络病的一个重要而且有效的方法。正如《灵枢·寿夭刚柔》所说："久痹不去身者，视其血络，尽出其血。"意思就是痹证日久不愈的，如果疼痛的地方有血络，通过点刺出血，病就好了。

想要辨清楚病邪具体在何"络"不是件容易的事情，因为络脉不计其数，难以分辨。所以临床中不需要辨病在何"络"。

其次，辨在何经，辨病在何"经"，可以从以下三个方面着手。

第一，辨证归经：这主要是根据《灵枢·经脉》所载十二经脉证候（"是动病""所生病"）来归经。

第二，辨位归经：《洞天奥旨》说："内有经络，外有部位。部位者，经络之外应也。"十二经脉的分布是有具体部位的。因此，根据疾病发生的不同部位来判断何经受邪，是简单而实用的办法，也是临床中最常用的。比如有一位30多岁的女性患者，嘴歪向左边，流口水，右侧鼻唇沟也变浅了，从病变部位来说是在阳明经上，所以选穴都是地仓、颊车、巨髎、合谷等阳明经的穴位。但是扎了1个多星期，嘴还是照样歪，变化不明显。详细询问其发病时的情况后，才知道该患者除了嘴歪之外，还有耳朵响，对声音特别敏感，嘴歪之后经常感觉耳朵响。这才是问题的症结。《灵枢·经脉》说："胆足少阳之脉，……上抵头角，下耳后……""其支者，从耳后入耳中，出走耳前"。足少阳经经过了耳周围和耳里面，因此当该经病变时会出现耳鸣等耳部不适症状。故针灸取穴时，又加了足少阳胆经上的听会、风池、率谷，扎了2次后患者嘴歪症状有所改善。所以学针灸的人，一定得会背经络循行原文，就像中医师要会背方歌一样。只有这样，在临床上才能做到得心应手，治疗疾病才能效如桴鼓。

"辨位归经"是常用的经络辨证方法，但是它并不是万能的。有时在一个病变部位涉及好几条经脉循行，在这种情况下该怎么考虑归经呢？比如右上腹疼痛，这个部位从经络辨证来说，涉及足少阳经、足厥阴经和足太阴经。此时通过"辨位归经"是无法明确到底是其中的一条经脉有病变还是三条经脉都有病变，所以要结合其他辨证方法。如果兼有口苦、目黄、身黄，主要考虑是足少阳经受邪；伴有心烦、易怒的，主要考虑足厥阴经病变；如果有脘腹胀满、食欲差、大便稀次数多的，考虑是足太阴经出了问题。从这个例子中应该学到：各种辨证方法都有长处和不足，在辨证时不能狭隘地坚守某一种辨证方法，要学会利用各种辨证方法的优势，以达到诊断、治疗疾病的目的。

第三，"二诊"归经。"二诊"是指望诊和切诊。

首先说说望诊。《难经·六十一难》说："望而知之谓之神。"可见通过望诊就能判断病在何经，并非是一般的医师所能办到的。即使是医圣张仲景，也感慨地说"余每览越人入虢之诊，望齐侯之色，未尝不慨然叹其才秀也"。因此在平常诊病中，要时刻利用望诊诊断疾病，通过长期的训练使望诊技术日臻熟练。

那么该如何进行望诊训练呢？经络望诊主要是观察经脉循行部位的色泽、润燥、形态等，来分析病在何经。望诊的主要部位是在面部，一方面是由于面部暴露在外，方便，另一方面是由于经络循行。《灵枢·邪气脏腑病形》说："十二经脉，三百六十五络，其血气皆上于面而走空窍。"因此，望面部最能反映经络病。但是具体如何望面部，可以参考《灵枢·五阅五使》和《灵枢·五色》相关的论述。但需要强调的是，望诊要以熟悉经络为基础，这正如《扁鹊心书》所说："昔人望而知病者，不过熟其经络故也。"

切诊是通过按压经脉、穴位和切脉来判断病在何经的。切脉就是常说的摸脉，《中医诊断学》中已经详细地论述了。

"夫十二经脉者，内属于脏腑，外络于肢节"，因此通过对经脉或穴位进行按压，寻找各种阳性反应点，就能判断哪条经有病，进而能推断某一脏腑出了问题。

切诊即通过按压经脉循行路线或穴位，寻找阳性反应点以明确哪条经有病。我曾在门诊中遇到这样一位患者，右侧胸部疼痛，痛得不是很厉害，以前经常吸烟，现在偶尔还有些咳嗽。当时我以为是慢性支气管炎累及胸膜了，就让他去做了个胸部 X 线片。但是出乎意料的是，X 线片上没有异常表现，当时我就困惑了。我又详细地问他具体是哪里痛，他指着右胸靠外的部位说痛。然后我让他躺在诊疗床上，用循经切诊的方法，才搞清楚他是右胸胆经循行部位疼痛。病位搞清楚了，治疗起来当然就顺利很多。

阳性反应主要包括疼痛、麻木、敏感、肿块、结节及条索状等。《素问》里的"循之累累然""坚痛如筋者"即指结节状物和条索状物。肌肉劳损，如腰肌劳损、颈椎病等多可在局部摸到结节或条索状物。

说到阳性反应点，就必须得说说阿是穴。其实在临床中切诊最常用于寻找阿是穴。《备急千金要方》说："有阿是之法，言人有病痛，即令捏（掐）其上，若里（果）当其处，不问孔穴，即得便快成（或）痛处，即云阿是，灸刺皆验，故曰阿是穴也。"

在临床中常用的归经方法是辨证归经、辨位归经和二诊归经，但也还有一些特殊的归经方法。这些方法都需要借助特殊的仪器。比如"络电测定"是用经络测定仪测量经络、腧穴皮肤电阻值的变化来分析脏腑、经络病变的；"知热感度测定"是指用特殊的皮温计测定对称井穴的温差来判断脏腑、经脉的病变。这两种方法都是现代技术跟针灸学相结合的产物，但其准确性仍未知。作为学针灸的人，不应该盲目地依赖这些仪器设备的结果。

经络辨证的各种方法都不是孤立的，需要相互结合，相互参考，取长补短，只有这样才能保证诊断不会出现太大偏差。

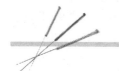

第三章

经络辨证各论

一、经脉循行规律

经络学说的最基本内容是十二经脉和奇经八脉的循行路线、病候和穴位主治。对于初学针灸者来说，掌握了这三个内容，就已经完全入了针灸的门了。其中各条经脉的循行路线是基础中的基础。这就好比你要开车从长沙去北京，如果不认识路，很可能会走弯路，浪费时间，甚至南辕北辙而无法到达北京。因此在学习时，要在经脉循行上下一番工夫。但经脉循行复杂难记，因此要寻找它们循行的规律，以便化繁从简。

奇经八脉的循行除了任、督二脉外都与十二经脉相重叠，因此，记住它们的对应关系就行了。经脉循行规律，主要是指十二经脉的循行规律。

（一）外行部分

十二经脉左右对称地分布于头面、躯干和四肢，纵贯全身。

1. 四肢部

四肢内侧面为阴，外侧面为阳。手足阴经分布于四肢的内侧，手足阳经分布于四肢的外侧。简单地说，太阴、阳明在前，厥阴、少阳在中，少阴、太阳在后。具体见表3-1。

表3-1　十二经脉在四肢部的分布

部位	内外侧	分布	经脉
上肢	内侧面	前缘及大拇指桡侧端	手太阴
		中间及中指桡侧端	手厥阴
		后缘及小指桡侧端	手少阴
	外侧面	前缘及次指桡侧端	手阳明
		中间及无名指尺侧端	手少阳
		后缘及小指尺侧端	手太阳
下肢	内侧面	前缘及足大趾内侧端	足太阴
		中间及足大趾外侧端	足厥阴
		后缘及足小趾下经足心	足少阴
	外侧面	前缘及足次趾外侧端	足阳明
		中间及足第四趾外侧端	足少阳
		后缘及足小趾外侧端	足太阳

注：足三阴经在足内踝上8寸（同身寸）以下为厥阴在前，太阴在中，少阴在后；至足内踝上8寸以上，太阴交出厥阴之前，为太阴在前，厥阴在中，少阴在后。

2. 头面和躯干部

十二经脉在头面和躯干的分布，大致是手三阴联系胸，足三阴联系腹及胸，手足三阳联系头，故称"头为诸阳之会"。阳经在头面和躯干部的分布较广泛。大致情况是阳明经行于头身之前，少阳经行于头身之侧，太阳经行于头身之后。

分布于躯干部的经脉路线由内而外划分成若干侧线，这些侧线距正中线的距离及与经脉的对应关系见表3-2。

表 3-2　侧线距正中线的距离及与经脉的对应关系

部位	第一侧线	第二侧线	第三侧线
背部	1.5 寸（膀胱经）	3 寸（膀胱经）	
腹部	0.5 寸（肾经）	2 寸（胃经）	4 寸（脾经）
胸部	2 寸（肾经）	4 寸（胃经）	6 寸（脾经）

注：表格中所说"寸"均为同身寸。

（二）内行部分

十二经脉"内属于脏腑"，即指其内行部分。脏腑中以腑为阳，脏为阴。手三阴经联系于胸部，其内属于肺、心包、心；足三阴经联系于腹部，其内属于脾、肝、肾。这就是所谓的"阴脉营其脏"。阳经属于腑，足三阳经内属于胃、胆、膀胱，手三阳经内属于大肠、三焦、小肠，这就是所谓的"阳脉营其腑"。

二、十二经病候"是动病"与"所生病"

关于这个问题，国医大师裘沛然教授有较全面的解释。裘老认为，经络学说是以十二经脉为主体，十二经病候是十二经脉的主要内容，具有"证候分类学"的意义。十二经病候的内容，是在临床所见的一系列病症中根据其各种症状、类型及特征以分辨不同的经络脏腑的疾患。在临床上，其有很大的指导意义与实用价值。

在《灵枢·经脉》中，十二经病候是分作 2 个部分叙述的。第一，是动则病（以下简称是动）；第二，是主某所生病者（以下简称所生病）。后世医家对是动与所生病有很多不同的解释，迄今为止，这仍是中医学术争论的一个问题。因此，要研究十二经病候的临床价值，必须首先理解是动与所生病的含义。本书先对此作扼要的讨论。后世医家的解释，主要有下列几种。

（1）是动为气病，所生病为血病。

（2）是动是本经病，所生病是他经病。

（3）是动在气、在阳、在卫，病在于外；所生病在血、在阴、在营，病在于内。

（4）是动是气化的病，所生病是器质的病，即脏腑与经络的病。

（5）是动是外因，所生病是内因。

（6）是动是经络的病，所生病是脏腑的病。

以上六种论据，都是在诠释《黄帝内经》经义，但是动病和所生病的问题，还没有得到解决。如第一种解释，不仅和病候所载的症状不相符，且经文已明确指出三焦"主气所生病"，胃"主血所生病"。三焦既然是主气所生病，就说明三焦所生病不属于血；胃主血所生病，这就反证了其他各经所生病非血所主，故第一种解释没有说服力。第二种说法以手太阴经的所生病来分析，"咳，上气，胸满"等症显然属肺经疾患，故不能认为所生病是他经的病。第三种以是动、所生病分作气血营卫，其错误和第一种相同，至于以疾病在内和在外作区别，如足太阴经是动病"食则呕，胃脘痛，腹胀善噫"等症，不能说它是病在外，而手太阳经所生病"耳聋目黄颊肿，颈颔肩臑肘臂外后廉痛"等症，也不一定病在内。第四种解释以气化与经络脏腑作出分别，但如足太阴经是动病的咳唾有血，手厥阴经是动病的腋肿，足太阳经是动病的腘如结、踹如裂等症，不能说经络脏腑绝对没有器质性的变化。第五种以内因与外因的区别来解释，把内因和外因机械地割裂起来，今阅经文所载手太阴经的心痛，岂尽是外因，而且在各经所生病中有很多着重叙述体表经络部位的症状，这就很明显地指出所生病不尽属于内因。第六种以是动为经络病症，所生病为脏腑疾患来解释，而所生病中恰恰列有很多经络病症，说明这个解释不符合实际。

尽管以上六种见解有其错误和片面性，但后世医家遵循其说的尚不乏人，其中尤以第一、五、六三种影响较大，故有进一步辨明的必要。第一种"是动主气"与"所生病主血"之分，是导源于《难经》，今试从手太阴经所生病的"咳，上气喘渴，烦心胸满"等症与足厥阴经所生病的"胸满呕逆飱泄，狐疝遗溺闭癃"等症来说，很难说不是气分的病。又如足少阴经是动病的"面如漆柴，咳唾则有血"的症状，又岂得谓为与阴血没有关系？且《黄帝内经》原文明确指出"是主某所生病者"，这就清楚地告诉我们所生病应有种种不同情况的区别。至于第五种以是动为外因，所生病为内因的解释，也是非常牵强的。如以内外理解为外是指六淫而内是指七情，则是动病不一定归于外因，而所生病也决不局限于七情；如果内外是指人体表里的部位而言，则和第六种以脏腑经络来划分是动、所生病的论点相同，故两种见解可合并讨论。如手太阴经的是动"肺胀满"和足太阴经的是动"食则呕，胃脘痛，腹胀"等症，显属内脏疾患。另一方面，十二经所生病中所载的经络病症却远比是动病中记载的为多，这都说明以经络脏腑来强分是动和所生病，是不符合实际情况的。但是，为了强求解释，于是又有所谓是动是经络先病，所生病是脏腑先病的迂回曲折的论据，如"夫是动者病因于外者，所生者病因于内……有因于外而及内者，有因于内而及外者"等说法。可是《黄帝内经》有"肺动、脾动、肾动"等叙述，正说明内脏病变可以导致是动，至于所生病中的主肺、主脾、主筋、主津等记载，也是概括叙述脏腑经络错综复杂的关系，而绝不是所谓"先病、后病"的区别。

　　但是必须注意的是，六种论据虽然不能解决是动与所生病问题，但是在整个中医学术中，在某些方面，亦有阐明病理和治法的一定启发作用，这是两个问题，应予以分别对待。

　　对于是动和所生病的理解，本人认为《黄帝内经》原文的用意，是想从两个方面结合起来说明病候的整个内容，即"是动"

是从经气发生病理变化方面来说，"所生病"是从经脉和腧穴所主治的病症方面来说，两者是相互补充和相互印证，而不是相互对立和排斥的。应该了解，由病理变化而产生的症状（即是动病），也就是该经经脉腧穴的主治范围；而十二经脉所主治的病候（即主某所生病），也正是由该经经气的异常所导致的。可见十二经的是动、所生病仅是从病理方面与主治方面来叙述病候的整个内容，文献所述本是前后贯穿的，应当联系起来，综合两方面的症状以掌握病候全貌，不可分割。

怎样理解是动与所生病是相互印证的？例如：手太阳经的是动病举出"嗌痛颔肿，不可以顾，肩似拔，臑似折"的症状，而该经所生病中又举出"颈颔肩臑肘臂外后廉痛"，前后如出一辙。这就是两者之间的相互印证。

怎样理解是动与所生病是相互补充的？例如：足太阳经在是动病中举出了"冲头痛，目似脱，项如拔，脊痛腰似折，髀不可以曲，腘如结，踹如裂"的症状，而在所生病中又举出了"头囟项痛，目黄泪出鼽衄，项背腰尻腘踹脚皆痛"以印证上文后，又记载了"痔疟狂癫疾"等症做了对是动病的补充。十二经病候中，其是动与所生病的印证和补充的情况，都以此为例。

至于"是动"作为经气有病理变化的解释，首先应该从"是动则病"中的"动"字求得正确理解。动字即表示经气的动乱，正如《素问》"肺动则秋病温疟……脾动则七十二日四季之月，病腹胀烦不嗜食……心动则夏病心痛"。这些资料，说明以"是动"作为病理变化的解释，是有一定依据的。

关于"所生病"作为该经经脉所主治的解释，《黄帝内经》原文的记载"是主某所生病者"，这就很清楚地指出这条经脉能够主治某一方面的疾患。后世医家将原文完整句子割裂开来，以是动同血、津、脾、心等与所生病密切连接的文字截断，从而产生主内、主外与主经络、主脏腑、主气血等各种解释。按经义"是主"的"主"字，含有主管、主治的意义，如《灵枢·终始》

"从腰以上者，手太阴阳明皆主之；从腰以下者，足太阴阳明皆主之"等是，且原文更明确指出，"为此诸病，盛则泻之，虚则补之，热则疾之，寒则留之"等，所谓补、泻、疾、留，应该从经脉腧穴主治方面来领会，它与"是主"本是遥相呼应，前后贯穿的。

所生病应该作为该经经脉腧穴主治来理解，比较符合经旨，问题在于主液、主津、主血、主脉等含义究竟宜做何解释，这应该与各经病候所表现的症状及脏腑的特性分不开。如足阳明经病候出现登高而歌、弃衣而走的狂病，以及衄、温淫等症，这些病症，古人理解为血热所致。又脾能统血，中焦受气取汁，变化而赤，是谓血；脾胃相互表里，故胃主血所生病。手太阳经病候有耳聋、目黄见症，而小肠又与心为表里，心主血，血液同类，故小肠主液所生病。

十二经病候中的是动与所生病的内容和性质是基本一致的。它之所以分为两个部分叙述，仅仅是古代医家从临床症状观察和治疗体验两方面所获得的资料的汇合。因此内容既有重复，又有补充，这在学术开始形成的阶段和发展过程中是可以理解的。后世注释《黄帝内经》的，过于探求，反致不能符合古人的朴素叙述的本意。

三、手太阴肺经

《灵枢·营卫生会》提及"人受气于谷，谷入于胃，以传与肺，五脏六腑，皆以受气"。清气和水谷之气通过肺的气体交换作用，将富有清气和水谷之气的血液通过百脉输送到全身，因此可以确定，十二经脉气血运行是从手太阴肺经开始的。因此，从手太阴肺经开始学习十二经脉和奇经八脉的辨证。

《灵枢·经脉》关于手太阴肺经循行路线："肺手太阴之脉，

起于中焦，下络大肠，还循胃口，上膈属肺。从肺系横出腋下，下循臑内，行少阴心主之前。下肘中，循臂内上骨下廉，入寸口，上鱼，循鱼际，出大指之端，其支者，从腕后直出次指内廉，出其端。"

肺系：指气管、支气管和喉咙。系，系带、悬系的意思。

臂内上骨下廉：臂内上骨，指桡骨。廉，指侧边，棱角部。上边应称"上廉"，下边应称"下廉"。

译文：手太阴肺经的循行起于上腹部的中焦，向下联络大肠后，回转入胃口的贲门，再向上穿过膈肌连属于肺，从肺系（气管、喉咙等）横行到腋下，沿着上臂内侧，下行进入肘窝，然后再沿前臂内侧到达寸口处，经过大鱼际，沿大鱼际边缘出于拇指内侧端。它的分支从列缺分出，沿着食指内侧行至食指末端，它与手阳明大肠经相衔接，全身营卫之气的运行即从此开始，循环往复，周流不息。

《灵枢·经脉》关于手太阴肺经病候："是动则病肺胀满膨膨而喘咳，缺盆中痛，甚则交两手而瞀，此为臂厥。是主肺所生病者，咳，上气喘渴，烦心胸满，臑臂内前廉痛厥，掌中热。气盛有余，则肩背痛风寒，汗出中风，小便数而欠。气虚则肩背痛寒，少气不足以息，溺色变。"

缺盆中：两侧缺盆之间，当为天突部，深部为喉咙。

瞀：指心胸闷乱。

喘渴：气喘声粗。

欠：原指呵欠。后人有作小便量少来解释，这不合古人之意。此处属实证，当指张口出气的意思。

手太阴经发生异常变动，就可能出现有关病症。

（1）外经病候：怕冷发热，无汗或汗出，鼻塞，头痛，锁骨窝疼痛，胸痛，或肩背痛，手臂冷痛。

（2）内脏病候：咳嗽，哮喘，气促，胸部满闷，咳痰，咽喉干燥，尿色改变，心烦，或见咯血。

（3）气盛有余（实证）：肩背痛，如感受了风寒，就会发生汗自出等外感中风证，或小便次数多，但尿量减少。

（4）气虚不足（虚证）：肩背痛，怕冷，呼吸短促，小便颜色不正常。

上面两段原文可以从两个方面来分析。

第一，"肺手太阴之脉，起于中焦，下络大肠，还循胃口"。由此可知手太阴经与手足阳明经有着密切的关联。故《素问·咳论》说："肺咳不已，则大肠受之，大肠咳状，咳而遗失"，又《素问·厥论》："手太阴厥逆，虚满而咳，善呕沫。"在临床中，常常见到一些肺之经气变动而使肠道失和、胃失和降的患者。如果对这类患者只是单纯地从胃肠道治疗，效果不好，甚至会使病情延误。比如孟景春先生治疗过一个 50 岁的男教师。患者大便秘结已经有 1 年多了，每五六天解一次大便，便时十分困难，需要 1 小时左右才能解出来，肛门常常因此而出血。曾服用过果导片、比沙可啶、生大黄、番泻叶及麻子仁丸等。但都只是起一时之效，停药后便秘依旧。这一次便秘服用上述药物，甚至开塞露也不能解出大便，并伴有咽干、鼻燥、口渴，食欲尚可，睡眠不太好，舌质偏红，苔少，脉细数。这个患者为什么屡用泻下药都没什么效果呢？因为没抓住病根！"肺手太阴之脉，起于中焦，下络大肠，还循胃口"，肺主输布津液，如若肺燥不能正常宣发，则体液不能敷布转输以下润大肠，故肠燥而便秘。再根据患者口干鼻燥，舌红苔少，脉细数，此病当为肺阴不足，不能下润大肠无疑。治疗上采用滋阴养肺、利气润下之法。治疗 7 次后，患者大便三日一行，半月后便秘痊愈。

另外肺经病出现胃肠道症状，同样可以肺、大肠、胃三者同治。

如有个中年男性患者，发热伴咳嗽、咳痰 10 多天了，有时还感到怕冷，有少许汗出，胸闷，胸部隐隐地痛，口干但不想喝水，体温在 39℃上下波动。在当地医院查血常规：白细胞总数

$14.2 \times 10^9/L$，中性粒细胞比例 0.31。胸部 X 线片示：右下肺炎症改变。起先静脉滴注哌拉西林舒巴坦，后又改用左氧氟沙星，体温仍然没有降下来。来门诊后，查舌脉：苔薄黄腻，脉浮弦数，并且患者大便少，解时艰难。综合患者临床表现，辨证为风温挟湿，交阻肺卫，清肃失司，肺热传肠，传导失常。以宣肺豁痰、清热化湿通腑为治法。取大椎、肺俞、风池、膻中、天枢、丰隆，均用泻法，留针 30 分钟。治疗 2 次后，患者表证解，身热退，咳嗽轻，腑气通。

第二，"肺手太阴之脉……上膈属肺。从肺系横出腋下"。因为手太阴经内属于肺脏，如果该经经气变动，则肺脏功能失常，肺气宣发肃降的功能失常则出现喘、咳等疾病，如《灵枢·经脉》说："是动则病肺胀满膨膨而喘咳""是主肺所生病者，咳，上气喘渴，烦心胸满……则肩背痛风寒，汗出中风，小便数而欠。"因此肺主气，肺的呼吸失常，则见咳嗽、哮喘、呼吸短促、胸部满闷、咳痰、咽喉干燥、咳血等症；《医方集解》称"肺为水之上源"，主行水，肺通调水道的功能失常，则见溺色变、小便数而欠、浮肿等。

手太阴肺经，经气不足时，就不能够运行足够的气血津液达到肺脏，那么肺失去气血津液的濡养，肺脏功能就会减弱，宣发肃降失常，出现咳逆上气等表现。但根据气血津液不足的多少不同，又可分为肺气虚和肺阴虚。

肺气虚的患者除了咳嗽、哮喘等症状外，还有气短、乏力、神疲、脉虚等气虚四大症。临床中疾病的诊断包括病名和证型，岳美中等老一辈中医大师们就提出过"主症定病，兼症定证"的观点。在肺气虚这个病证中，咳嗽、哮喘等肺经病症可确定病名，而气虚四大症则可确定证型。有一种人平常体质虚弱，稍遇风寒外邪就会感冒，称之为虚人感冒。肺卫之气有防御病邪的作用。当肺卫气虚，防御功能低下时，就容易感冒，这是肺气虚的一种特殊表现，在临床中常用的玉屏风散就是治疗这种病证的。

在针刺时常常选太渊，行补法。

但是需要注意一个问题。在临床中，单纯的肺气虚患者是不多见的。那些老年慢性支气管炎、哮喘、肺源性心脏病的患者如果是虚证的话，一般都是气虚和阴虚同时存在的。因此对于这些患者，针刺选太渊的话就不够全面了。那么对于肺气阴两虚的情况，该如何选穴呢？可以选肺俞。肺俞是肺的背俞穴，是肺脏之气输注于背部的穴位，内应肺脏，对于治疗肺气虚及肺阴不足都有很好的效果。因此临床中遇到肺虚患者多选用肺俞而不是太渊。肺俞的功用很像中药西洋参，具有气阴双补的效果。但针刺肺俞比服用西洋参便宜很多。

肺阴虚是指津液不能通过肺经上输于肺脏及肺系导致的一类病证。肺阴虚的临床辨证要点，当在阴虚上。肺系包括气管和咽喉。津液不能滋润气管则干咳少痰而黏，不能滋润咽喉则口干咽燥；阴虚易化火，故见五心烦热、午后潮热、舌红苔少、脉细数。比如有个年轻女教师，因为课时较多，渐觉咽部不适。4天前因感冒后突然声音嘶哑，无法发音，每于夜晚嘶哑加重。在耳鼻喉科检查没发现异常情况。症见：声音嘶哑，咽干，偶轻微咳嗽，舌红苔少，脉细数。当为肺阴虚证，鱼际为手太阴经的荥穴，"荥主身热"，故针刺鱼际以清热利咽，并嘱患者多吃雪梨以滋养肺阴。治疗1周后患者症状缓解。

除了手太阴经经气不足外，在临床中遇到的肺经经气郁滞的患者更多。热、痰、湿、积等病邪停留于手太阴肺经中，使肺气宣降不利，气郁胸中，则出现肺气上逆的一些临床表现，正如《灵枢·本神》记载的肺气"实则喘喝胸盈仰息"。根据病因病机不同，可将肺经经气郁滞分为肺热炽盛、痰热壅肺、痰湿阻肺及肺积（气滞血瘀）证。各种证型的辨证要点，《中医内科学》中论述详细，在此就不多加阐述了。在此主要讲各证型的针刺选穴。

（1）肺热炽盛证：治疗上当清肺热，肃肺气。针用泻法，可配合三棱针点刺出血。鱼际为手太阴经的荥穴，"荥主身热"，故针刺鱼际或三棱针放血能清热解表；尺泽是肺经的合穴，"合治逆气而泄"，且尺泽为肺经子穴，根据"实则泻其子"的原则，凡肺经之实、热所致肺气上逆都可用尺泽。因此肺热炽盛证当以鱼际和尺泽为主穴。

（2）痰热壅肺证：治疗上采用清热化痰、肃降肺气的方法。当选尺泽和丰隆，丰隆为治痰要穴。

（3）痰湿阻肺证：太渊、太白为肺脾之原穴，"脾为生痰之源，肺为储痰之器"，故用二穴助元气以化痰祛湿，补脾益肺。

（4）肺积证：《中医内科学》中没有肺积证。但西医学中有慢性阻塞性肺疾病和支气管肺癌等病，这些疾病多由于肺气郁结、气滞血瘀而成积聚。临床中常见呼吸急促、胸胁疼痛、闷塞不适、吐血、胸中有积块等。正如《灵枢·经筋》说："手太阴之筋……甚成息贲，胁急吐血。"治疗上当用中府软坚散结，膻中理气宽胸，膈俞活血化瘀。

《灵枢·经脉》说："气盛有余，则肩背痛风寒，汗出中风，小便数而欠。气虚则肩背痛寒，少气不足以息，溺色变。"肺为水之上源，通调三焦水道，下输膀胱。如果肺之经气变动，肺气不利，"上归于肺"之津，不能气化而下输三焦水道和膀胱，使水津停聚体内，或见面目浮肿，或见胸胁支满，或见小便不利，或见小便多。

首先，"肺手太阴之脉……下循臑内，行少阴心主之前。下肘中，循臂内上骨下廉，入寸口，上鱼，循鱼际，出大指之端，其支者，从腕后直出次指内廉，出其端。"根据"经脉所过，主治所及"的原则，肺经病变常出现胸痛、缺盆痛、肩背痛、臂内前廉痛、掌中热等。这是由"不通则痛，不荣则痛"导致的。比如无脉症，是指手上桡动脉没有跳动或者跳动非常弱，西医学认为是手掌部动脉供血不足造成的。从中医学角度来说，这个病的发病部位在手太阴肺经的太渊上，因此临床中常常针刺太渊来治疗，且效果非常好。

另外，"肺之合皮也，其荣毛也。"由于外邪侵袭于肌表，经气不畅通，肺气郁结，故出现手太阴经病和体表病候。管遵惠将其概括为肺经外经病候：怕冷发热，无汗或汗出，鼻塞，头痛，锁骨窝疼痛，胸痛，或肩背痛，手臂冷痛。这是临床中常说的肺脏外感六淫之病。在治疗上，当选肺俞、太渊。风寒袭肺者加风门、合谷等，风热犯肺加曲池、大椎等，燥热伤肺加太溪等，痰湿加足三里、丰隆等。

附：手太阴肺经病候歌

是动则病喘与咳，肺胀膨膨缺盆痛，
两手交瞥为臂厥。所生病者为气嗽，
喘渴烦心胸满结，臑臂之内前廉痛，
小便频数掌中热，气虚肩背痛而寒，
气盛亦疼风汗出，欠伸少气不足息，
遗矢无度溺色赤。

附：手太阴肺经主要穴位主治歌

肺居上焦为华盖，宣发肃降朝百脉，
主气利水司呼吸，娇脏合皮病鼻塞。
中府降气泻胸热，主肺咳喘及痰火，
健脾消肿降呕逆，后病前取诊结核。
尺泽合水主肺疾，泻肺通经降气逆，
咳喘呕泻急慢惊，膝痛肘挛臂难起。
孔最治血最认真，宣肺解肌汗溱溱，
咽喉肿痛咳失音，痔疮出血治在本。
列缺解表清头咽，偏正头痛嗽寒痰，
男子五淋阴中痛，腕弱掌热喑咽炎。

太渊通脉补肺气，咽痛咳嗽失音疾，

血管疾病无脉证，腕肘无力痰呃逆。

鱼际善治咽喉痛，清肺泻热利肺功，

胸闷咳喘并发热，金鉴灸此治牙痛。

少商开窍治喉痹，胸痞癫狂功最奇。

四、手阳明大肠经

《灵枢·经脉》关于手阳明大肠经循行路线："大肠手阳明之脉，起于大指次指之端，循指上廉，出合谷两骨之间，上入两筋之中，循臂上廉，入肘外廉，上臑外前廉，上肩，出髃骨之前廉，上出于柱骨之会上，下入缺盆络肺，下膈属大肠；其支者，从缺盆上颈贯颊，入下齿中，还出挟口，交人中，左之右，右之左，上挟鼻孔。"

译文：手阳明经从食指末端起始，沿食指桡侧缘，出第一、二掌骨间，进入两筋（拇长伸肌腱和拇短伸肌腱）之间，沿前臂桡侧，进入肘外侧，经上臂外侧前边，上肩，出肩峰部前边，向上交会于颈部（大椎），下入缺盆（锁骨上窝），络于肺，向下穿过横膈，属于大肠。它的支脉：从锁骨上窝上行颈旁，通过面颊，进入下齿槽，出来挟口旁，交会于人中部，左边的向右，右边的向左，上夹鼻孔旁，与足阳明经相衔接。

《灵枢·经脉》关于手阳明大肠经病候："是动则病齿痛颈肿。是主津液所生病者，目黄口干，鼽衄，喉痹，肩前臑痛，大指次指痛不用。气有余则当脉所过者热肿，虚则寒栗不复。"

病候分析：

（1）外经病候：发热，口燥渴，咽喉疼痛，鼻衄，牙齿痛，目赤痛，颈肿，肩胛及上臂痛，或红肿灼热，或有寒冷感，手食指活动不便。

（2）内脏病候：脐腹部疼痛，或腹痛走窜无定处，肠鸣，大便溏泄，或排出黄色黏腻物，有的并可见气急喘逆。

（3）气盛有余（实证）：经脉所过处发热而肿。

（4）经气不足（虚证）：发冷颤抖，不易恢复温暖。

针灸前辈们对手阳明大肠经的治疗范围做过阐述，如《玉龙歌》"头面纵有诸样症，一针合谷效通神"；《太素·卷二十六》也说："手阳明少阳脉厥逆……痉（手臂肩项强直），治主病者。"概括起来，本经主要与五官疾病、肠胃疾病、神志病、皮肤病、热病及经脉循行所过部位疾病有关。

第一，外经病候。

"大肠手阳明之脉，起于大指次指之端，循指上廉，出合谷两骨之间，上入两筋之中，循臂上廉，入肘外廉，上臑外前廉，上肩，出髃骨之前廉，上出于柱骨之会上""其支者，从缺盆上颈贯颊，入下齿中，还出挟口，交人中，左之右，右之左，上挟鼻孔。"从这段经文可以看出，手阳明大肠经从食指开始，经过上肢外侧前廉、肩膀、下齿、颈部、口、鼻等处。根据"经脉所过，主治所及"和《灵枢·经脉》："气有余则当脉所过者热肿"，针刺手阳明大肠经穴位能治疗上述部位疾病，如发热，口燥渴，咽喉疼痛，鼻衄，牙齿痛，目赤痛，颈肿，肩胛及上臂痛，或红肿灼热，或有寒冷感，手食指活动不便。

大肠为"传导之官"，大便的形成、传导和排泄都是通过大肠完成的。一旦大肠功能失常，就会出现大便不调，比如大便秘结。因此针刺手阳明经穴位可以通宣脏腑而见奇效。但事实上，针刺手阳明经穴不但有通便的作用，更有其他意想不到的效果。下面举一个张永树先生的病例来说明。

朱某，女，71 岁。有三叉神经痛 7 年多，每次发作右侧面部疼痛难忍。经中西医及针灸治疗，疼痛仍反复发作。张老详细询问患者病史后，发现这个患者大便秘结、腑气不通是主要矛盾。《灵枢·邪气脏腑病形》说："中于面则下阳明。"三叉神经痛病位在阳明，清下则解。所以泻右合谷。在张老行针时朱某就惊喜地说："肚子在叫，感觉老想放屁。"第二天复诊，大便已解，面部疼痛也缓解了许多。

三叉神经痛是常见的难治性疾病，很多患者即使服用大量的止痛药也收效甚微。也有很多老医生根据三阳合治的理论在柴葛解肌汤的基础上加减治疗，效果也或好或不好。而张老通过针刺疏通手阳明大肠经脉，则大肠腑气畅通，病理产物排出，通则不痛。

肱骨外上髁炎又名网球肘，是临床常见的病。因网球运动员容易得这个病而得名，另外家庭妇女、砖瓦工、木工等长期反复用力做肘部活动的人也容易得这个病。《灵枢·经脉》说："大肠手阳明之脉……循臂上廉，入肘外廉"，这里的肘外廉就是肱骨外上髁附近。因此，针刺该经穴位，治疗网球肘效果非常好。有个30多岁的中年人，因为劳力过度，导致肘部疼痛，旋转、握物无力。右肱骨外上髁处有明显疼痛，微肿胀。根据王乐亭"十二透穴方"中用曲池透少海的方法治疗网球肘，治疗7次而愈。曲池属手阳明大肠经合穴，少海为手少阴经合穴，二穴均位于肘部。取曲池透少海治疗网球肘，属于局部取穴，贯穿肘部，以舒缓、柔润、滑利肘部关节。

第二，内脏病候。

手阳明大肠经"下膈属大肠"。大肠为"传导之官"，主传化糟粕。但事实上，大肠传化糟粕的功能依赖于主津的功能。大肠接受由小肠下传的含有大量水液的食物残渣，将其中的水液吸收，使之形成粪便，即所谓燥化作用。如果手阳明大肠经的经气变动，大肠主津的功能失常，水分被大量吸收则大便干结不通，水分不能够吸收则肠鸣、腹痛、泄泻。因此，《灵枢·经脉》说手阳明大肠经"是主津液所生病者"。

无论是泄泻还是便秘，病理因素多为寒凝、实热、湿邪、食积、气滞、阳虚等，但瘀血也能导致大肠主津的功能失常。在临床中也能遇到瘀血导致的腹泻或便秘。

张伯臾老先生就治疗过一例这种病例。患者少腹痛则大便，质软夹有白色黏冻，日二三次，病达年余，脉弦小，舌净。经乙状结肠镜检查，证实患者肠黏膜充血水肿，有三个溃疡病灶。张老认为患者腹泻是因为寒湿瘀凝结肠，病久渐入血分，瘀结肠道。《医林改错》在膈下逐瘀汤所治病症中，列有久泻一条，曰："泻肚日久，百方不效，是瘀血过多"。治疗上采用活血化瘀，佐以温化寒湿之法。治疗一个月后患者痊愈。因此，如果从经络角度来理解，则能解释为什么活血化瘀亦能治疗腹泻或便秘，更能打开临床思维。

第三，相关脏腑病症。

1. 胃

"大肠小肠皆属于胃"。故大肠与胃腑气相通，大肠、小肠皆属于传导食物的腑，如果手阳明之腑气不通，其气郁而化热，热盛积聚，内传于胃，胃热充盛，胃热消谷。但由于大肠功能障碍，尽管吃了很多食物，但却不吸收，传导反而加快了，身体就逐渐消瘦。正如《素问·气厥论》所说："大肠移热于胃，善食而瘦人，谓之食亦（食欲好，能吃的意思）。"这种情况多见于消渴病中消证。对于中消证，手阳明大肠经穴位多选用合谷和曲池。《灵枢·九针十二原》说："凡此十二原者，主治五脏六腑之有疾者也。"合谷为手阳明经原穴，故可治疗大肠腑病；阳明经多气多血，曲池是阳明经合穴，其经气最盛，故通调经络的作用最好，并且该穴五行属土，土乃火之子。曲池的清热作用也是最好的，所以其治疗特点是清热泻火，疏通经络。

2. 肺

手太阴肺经"起于中焦，下络大肠"，而手阳明大肠经"入缺盆络肺"。正因为二者生理上相互联系，所以称之为相表里的两条经脉。

手阳明大肠经入缺盆络肺，下络大肠，如果大肠经气变动，其气逆乱，随经上行，上冲于肺，肺气失宣，如《备急千金要方》卷十八："大肠实热……病苦肠满善喘咳。"或经气虚不能灌养肺，如《中藏经》卷上说："大肠……虚则喜满喘咳。"因此临床中会看到肺病治肠的情况。

比如有个王姓患者，50岁出头，有哮喘病20多年了，经常发作。这次发作有2周了，咳痰不爽，胸闷气短，喉间有水鸡声，不能平卧。当咳出黏痰时，胸闷气短感减轻，大便干结，二三日一行，大便后气促也能减轻，苔腻，根部尤腻。曾用三拗汤合射干麻黄汤加减治疗，但效果不好。通过经络辨证，知道这正是一个"大肠实热……病苦肠满善喘咳"的病例。通过肺与大肠同治，效如桴鼓。

附：手阳明大肠经病候歌

> 是动颈肿并齿痛。所生病者为鼽衄，
> 目黄口干喉痹生，大指次指难为用，
> 肩前臑外痛相仍。

附：手阳明大肠经主要穴位主治歌

> 大肠与肺相表里，传导化物通腹气，
> 商阳主刺卒中风，咽喉肿起牙齿痛，
> 指麻耳聋面颊肿。合谷退热主镇静，
> 解表通经滞难产。曲池退热调营卫，
> 皮病风疹半身瘘，头痛眩晕膝肿痛，
> 癫狂善惊调肠胃。肩髃通经治瘫痪，
> 手挛瘰疬肩周炎。迎香通窍鼻病灵，
> 面瘫面痒若虫行，斜向鼻根三分刺，
> 禁灸放血治眼病。

五、足阳明胃经

《灵枢·经脉》关于足阳明胃经经脉循行路线："起于鼻之交颏中，旁约太阳之脉，下循鼻外，入上齿中，还出挟口环唇，下交承浆，却循颐后下廉，出大迎，循颊车，上耳前，过客主人，循发际，至额颅；其支者，从大迎前下人迎，循喉咙，入缺盆，下膈属胃络脾；其直者，从缺盆下乳内廉，下挟脐，入气街中；其支者，起于胃口，下循腹里，下至气街中而合。以下髀关，抵伏兔，下膝膑中，下循胫外廉，下足跗，入中指内间；其支者，下廉三寸而别，下入中指外间；其支者，别跗上，入大指间，出其端。

译文：足阳明胃经从鼻旁开始（迎香），交会鼻根中，旁边会足太阳经（会睛明），向下沿鼻外侧（承泣、四白），进入上齿槽中（巨髎），回出来夹口旁（地仓）环绕口唇（会人中），向下交会于颏唇沟（会承浆）；退回来沿下颌出面动脉部（大迎），再沿下颌角（颊车），上耳前（下关），经颧弓上（会上关、悬厘、颔厌），沿发际（头维），至额颅中部（会神庭）。它的支脉：从大迎前向下，经颈动脉部（人迎），沿喉咙（水突、气舍，一说会大椎），进入缺盆（锁骨上窝部），通过膈肌，属于胃（会上脘、中脘），络于脾。外行的主干：从锁骨上窝（缺盆）向下，经乳中（气户、库房、屋翳、膺窗、乳中、乳根），向下夹脐两旁（不容、承满、梁门、关门、太乙、滑肉门、天枢、外陵、大巨、水道、归来），进入气街（腹股沟动脉部气冲）。它的支脉：从胃口向下，沿腹里，至腹股沟动脉部与前者会合。由此下行经髋关节前（髀关），到股四头肌隆起处（伏兔、阴市、梁丘），下向膝膑中（犊鼻），沿胫骨外侧（足三里、上巨虚、条口、下巨虚），下行足背（解溪、冲阳），进入中趾内侧趾缝（陷谷、内庭），出次趾末端（厉兑）。它的支脉：从膝下三寸处（足三里）分出（丰隆），向下进入中趾外侧趾缝，出中趾末端。另一支脉：从足背部（冲阳）分出，进大趾趾缝，出大趾末端，接足太阴脾经。

《灵枢·经脉》关于足阳明胃经病候："是动则病洒洒振寒，善呻数欠颜黑，病至则恶人与火，闻木声则惕然而惊，心欲动，独闭户塞牖而处，甚则欲上高而歌，弃衣而走，贲响腹胀，是为骭厥。是主血所生病者，狂疟温淫汗出，鼽衄，口㖞唇疹，颈肿喉痹，大腹水肿，膝膑肿痛。"

从《灵枢·经脉》对足阳明胃经的经脉循行和病候的论述中可知，该经病候可分为四部分。

（1）外经病候：发高热或疟疾，面赤，汗出，神昏谵语，狂躁，有的有怕冷感；或目痛，鼻干燥衄血，唇口生疮，喉痛，颈肿，或口唇㖞斜，以及胸部疼痛，腿足红肿疼痛，或腿足发冷。

（2）内脏病候：腹部膨大、胀满，水肿，或觉卧不安，或癫狂，病可见消谷善饥，尿色发黄。

（3）气盛有余（实证）：身前胸腹部发热，胃热有余则消化增强，容易饥饿，小便颜色发黄。

（4）经气不足（虚证）：身前胸腹部感觉冷而战栗，如胃中阳虚有寒，水谷停滞中焦，就会发生胀满。

在中医理论里，足阳明胃经是一条非常重要的经络。因为"脾胃为后天之本，气血生化之源"，且"有胃气则生，无胃气则死"。因此，历代中医大家都在不断地探索该经生理病理。如东汉张仲景的《伤寒论》阳明病就是根据足阳明经特点论述的，金元时代的李东垣创立"补土派"。

下面将通过对疾病的论述，来介绍足阳明胃经的循行、病候及其相互关系。

（一）牙龈出血

足阳明胃经"下循鼻外，入上齿中"。因此对于牙龈疾病可以从胃经辨证。下面我们从学习一个病案来了解牙龈出血。

有个20多岁的小伙子，是个工人。近两年来经常牙龈出血，每次出血都必须去医院口腔科专门处理，血才能止住。这次发病后，虽然去口腔科处理了，但血还是没有完全止住。与医师商量后住进了病房。通过手术拔除了左上门牙2颗，将出血的血管进行结扎、缝合。但手术后仍有出血，影响吃饭。又通过注射和口服大量止血药等，血仍止不住。患者现症：左上门齿及牙龈出血，血色鲜红，满口牙龈肿胀，心跳，右头部有随心跳而上冲跳动的感觉，口渴喜饮，大便秘结，舌红苔老黄，脉数，左手弦滑有力，右手弦细略滑。

这是什么病呢？《灵枢·经脉》说："胃足阳明之脉，起于鼻之交颏中，旁约太阳之脉，下循鼻外，入上齿中，还出挟口""大肠手阳明之脉……入下齿中，还出挟口"。可见，阳明经的经脉入牙齿，齿龈属阳明经。患者年轻力壮，脉弦滑有力，故《医宗金鉴》卷四说："阳明胃多气多血，又两阳合明为热盛，是以邪入而为病常实。"且患者口渴喜饮，牙龈出血，舌苔色黄，脉数，此为胃经实热的表现。因阳明胃经"过客主人，循发际，至额颅"，胃热炽盛，血随气升，循经上行至头颅，故心跳，右头部有随心跳而上冲跳动的感觉；"大肠小肠皆属于胃"，故胃热则下移于肠道，而见大便秘结。因此本例治疗以清泻阳明，凉血止血。穴位选取内庭、合谷、曲池、颊车，均用泻法，治疗两次后出血即停止。

（二）口㖞

《灵枢·经脉》中论述足阳明胃经病候时提到了"口㖞"一病。在古代口眼歪斜之症，多认为是风邪所致，包括内风和外风。针刺足阳明胃经穴位治疗该类疾病，无论内风还是外风均有疗效。下面来看看罗天益的《卫生宝鉴》中记载的一则外风致口喝的病例。

太尉忠武史公，年六十八岁。于至元戊辰十月初，侍国师于圣安寺丈室中，煤炭火一炉在左侧边，遂觉面热，左颊微有汗，师及左右诸人皆出，因左颊疏缓，被风寒客之，右颊急，口喝于右，脉得浮紧，按之洪缓……议以升麻汤（升麻、芍药、葛根、甘草）加防风、秦艽、白芷、桂枝发散风寒，数服而愈。或曰："世医多以续命汤等药治之，今君用升麻汤加四味，其理安在？"对曰："足阳明经起于鼻，交頞中，旁约太阳之脉，下循鼻外，入上齿中；手阳明亦贯于下齿中。况两颊皆属阳明。升麻汤乃阳明经药，香白芷又行于手阳明经，秦艽治口噤，防风散风邪，桂枝实表而固荣卫，使邪不能再伤，此其理也。"夫病有标本、经络之别，药有气味厚薄之殊，察病之源，用药之宜，其效如桴鼓之应。不明经络所过，不知药性所在，徒执一方，不惟无益，而又害之者多矣。学者宜精思之。

附：足阳明胃经病候歌

是动欠伸面颜黑，洒洒恶寒畏见人，
忽闻木声心惊惕，登高而歌弃衣走，
甚至腹胀仍贲响，凡此诸疾皆骭厥。
所生病者为狂疟，温淫汗出鼻流血，
口歪唇紧又喉痹，膝髌疼痛腹胀结，
气膺伏兔骭外廉，足跗中指俱痛彻，
有余消谷溺色黄，不足身前寒振栗，
胃房胀满食不消，气盛身前皆有热。

附：足阳明胃经主要穴位主治歌

胃主受纳降为顺，后天之本以之尊，
腐熟水谷生气血，脾胃升降枢纽存。

承泣祛风可明目，流泪眼病目眩主。
四白明目定筋瘛，面痛面瘫目系病。
地仓可正口眼歪，颊肿唇弛牙不开，
失音不语食难进，口角眩动涎自来。
颊车开关落颊风，面瘫口噤面颊肿。
下关通经祛风痛，开合不利难活动，
足跟骨刺大腿痛，面瘫牙痛耳鸣聋。
头维主刺诸头痛，迎风流泪目不明，
禁灸随皮三分刺，系头维目散风热。
人迎脉法司上部，寸口人迎两相符，
头痛眩晕无脉症，瘰疬瘿气咽喉主。
缺盆清泄胸中热，瘰疬瘿瘤诸经过。
乳根行乳主乳少，膺肿噎膈龟胸妙。
梁门和胃降逆气，纳呆呕吐升中气。
太乙复连滑肉门，癫狂吐舌胃诸疾。
天枢主灸脾胃伤，脾泻痢疾及大肠，
崩漏胀胀癥瘕病，疝气水肿妇人康，
水道一穴最好用，小便不利及水肿。
右为子户治便秘，胞门在左妇人宗。
归来阴挺经闭通，疝气小腹阴茎痛。
气冲气街在此中，益肾调经把子种，
疝气不孕下肢病，阳痿经乱外阴肿。
髀关主治腰膝冷，下肢无力腿无能。
伏兔亦治腰胯痛，兼刺脚气痛痹风。
阴市温经膝如冰，腰膝寒如水来并，
兼刺两足拘挛痹，寒疝腹痛难为情。
梁丘深聚胃急痛，腿膝不遂及乳痛。
犊鼻治膝最专一，鹤膝风肿及脚气。

三里和胃兼补虚，通经开窍痰湿去，
脾胃诸疾肺心伤，妇人水液健步履。
巨虚上廉通肠腑，脚气瘫痪腰膝主。
条口活络温筋经，小腿痛肿及肩凝。
下巨虚主小肠疝，胫肿肠鸣痛血便。
丰隆祛痰有神功，有形无形痰不同，
癫狂痰咳梅核动，头痛眩晕下肢痛。
解溪主治风水气，面腹足肿喘嗽急，
悲泣癫狂心惊悸，气逆发噎鞋难系。
冲阳镇惊健脾胃，胃痛腹胀无滋味，
善惊面肿嘴难随，齿痛脚肿及足痿。
陷谷主治水气肿，善噫痛疝腹肠鸣，
眼肌无力睁眼难，胃脉得弦泻此平。
内庭泻热健脾胃，实火泻之效为最，
经热腑热皆用之，瘾疹腹胀攻心隧。
厉兑主治尸厥病，癫狂面肿喉痹疔，
腹胀足寒膝膑肿，相偕隐白梦魇灵。

六、足太阴脾经

《灵枢·经脉》关于足太阴脾经循行路线："脾足太阴之脉，起于大指之端，循指内侧白肉际，过核骨后，上内踝前廉，上踹内，循胫骨后，交出厥阴之前，上膝股内前廉，入腹属脾络胃，上膈，挟咽，连舌本，散舌下；其支者，复从胃，别上膈，注心中。"

译文：足太阴脾经从足大趾末端开始（隐白），沿大趾内侧赤白肉际（大都），经核骨[第一骨小头后（太白、公孙）]，上向内踝前边（商丘），上小腿内侧，沿胫骨后（三阴交、漏谷），交出足厥阴肝经之前（地机、阴陵泉），上膝股内侧前边（血海、箕门），进入腹部（冲门、府舍、腹结、大横、中极、关元），属于脾，络于胃（腹哀、会下脘、日月、期门），通过膈肌，夹食管旁（食窦、天溪、胸乡、周荣，络大包，会中府），连舌根，散布舌下。它的支脉：从胃部分出，上过膈肌，流注心中，接手少阴心经。

《灵枢·经脉》关于足太阴脾经病候："是动则病舌本强，食则呕，胃脘痛，腹胀善噫，得后与气则快然如衰，身体皆重。是主脾所生病者，舌本痛，体不能动摇，食不下，烦心，心下急痛，溏、瘕、泄、水闭、黄疸，不能卧，强立股膝内肿厥，足大指不用。"

病候分析：

（1）外经病候：头重，体重，身热，肢倦乏力，或额、颊部疼痛，舌屈伸不利，或四肢肌肉痿削，也可出现腿膝内侧寒冷感，或腿足浮肿。

（2）内脏病候：胃脘痛，大便溏泄，或完谷不化，肠鸣，呕恶，腹部痞块，纳食减少，或黄疸，或腹满肿胀，小便不利。

足太阴脾经在经络学中有着举足轻重的作用。本经穴位主要治疗脾胃病、妇科病、前阴病及经脉循行部位的其他病症。足太阴脾经穴位能治疗脾胃疾病，如胃脘痛，大便溏泄，或完谷不化，肠鸣，呕恶，腹部痞块，纳食减少，或腹满肿胀等。这是"脾主运化"功能决定的。但临床中，足太阴脾经穴位的主治范围远不止这些。

（一）四肢病

《灵枢·经脉》曰："脾足太阴之脉，起于大指之端，循指内侧白肉际，过核骨后，上内踝前廉，上踹内，循胫骨后，交出厥阴之前，上膝股内前廉。"

一方面，当足太阴经气不足，不能濡养肢体时，则出现下肢麻木，疼痛或不用的病症。如《素问·太阴阳明论》说："帝曰：脾病而四肢不用，何也？岐伯曰：四肢皆禀气于胃，而不得至经，必因于脾，乃得禀也。今脾病不能为胃行其津液，四肢不得禀水谷气，气日以衰，脉道不利，筋骨肌肉，皆无气以生，故不用焉。"水谷精微来源于胃，但运行于四肢必须依靠脾经的运输，若脾虚不能运行气血，则四肢肌肉麻木，或肌肉痿废不用。治疗上，取足太阴经穴为主，通经活络、养血柔筋。

另一方面，由于感受寒邪，经气变动，气血运行不畅，可出现下肢疼痛，足大指不用，循经厥冷之症。如《灵枢·经脉》说："脾足太阴之脉……是主脾所生病者……强立股膝内肿厥，足大指不用。"

（二）舌病

毛以林在其《步入中医之门》一书中记载了一个病例：某男，50岁。腹泻2天，服西药治疗后腹泻止，但舌体突然不能外伸，言语不清，按脉沉细弱，苔薄，舌质正常。经神经科检查，未见异常。这是什么病呢？按照常规思路，患者腹泻脱水，血液浓缩，黏稠度增高，有发生脑梗死的可能性。但是神经科检查并未发现异常，因此可以排除。按照中医学的脏腑辨证、三焦辨证、卫气营血辨证等来分析，有人会说舌为心之苗，患者腹泻导致了阴虚，以致筋脉失养，所以出现舌体不能外伸。但患者的舌脉与阴虚之舌红少津、无苔明显不符。问题到底出在哪儿呢？腹泻病机关键在于"脾虚湿盛"，而从经络学说角度来说"脾足太阴之脉……连舌本，散舌下"。因为腹泻伤脾，脾之精气不能沿足太阴经上承于舌，舌失濡养则不能伸。因此给予香砂六味丸健脾调理气机，配合针刺足太阴脾经穴位，治疗第二天患者病就基本好了。

（三）前阴病

足太阴经内属于脾脏，"脾为后天之本，气血生化之源"，脾主运化食物和水液，因此足太阴经的病候主要是消化功能异常引起的身体不适，如胃脘痛、腹泻肠鸣、纳食减少等。但在临床中，对于消化性疾病，常常选足阳明胃经的穴位，如足三里、天枢等来治疗，而足太阴脾经上的穴位如太白等只是作为辨证选穴。很多时候常常选该经穴位治疗前阴病。例如，有位 26 岁的女性，产后尿潴留 5 天。在此之前采用过热敷、按摩、诱导排尿等方法都没太大的效果，最后插上了导尿管。根据《灵枢》足太阴脾经主治"水闭"，故以阴陵泉、三阴交为主穴，配用中极和足三里。针刺 5 分钟后产生尿意，随访 3 天无复发。

（四）妇科病

足太阴经穴位对于前阴病疗效显著。殊不知，其对妇科疾病疗效更明显。足太阴脾经的三阴交是治疗妇科病的首选穴位。三阴交是脾经、肾经、肝经三条经络相交之处，对中医而言，这是特别受到重视的穴位，又名"女三里"，只要是妇科病，刺激此穴皆有效，因此有人说它是妇科病的万灵丹。它具有双向调节的作用，也就是根据个人体质不同，产生对机体有利的作用。它能通利又能收摄，能活血又能止血，能滋阴又能利湿。主治症状包括痛经、月经不调、更年期综合征、手脚冰冷等多种妇科疾病。例如，有个 18 岁的女孩，有痛经史达 4 年之久，发作时必须休息和热敷才能缓解。这次月经，小腹疼痛难忍，阵发加重，经血有块，烦躁不安，痛哭流涕，唇紫，身屈而卧，舌暗，苔少，脉弦数。这是气滞血瘀导致的痛经。于是急刺双侧三阴交，并配以阴陵泉，针刺后疼痛大减。10 分钟后腹痛基本消失。2 年后这个女孩带了一个同学来看病。患者月经3个月未来，并有头痛，郁闷，烦躁易怒，舌尖有瘀点，脉弦细。这个患者同前一个女孩一样也是气滞血瘀，但兼有气虚。故以泻三阴交为主，并配合补合谷。治疗3次后患者自觉小腹偶尔疼痛，5次后小腹常感酸痛，月经来潮。第二个月再以同样的方法针刺3次。此后患者月经一直按时而来。

附：足太阴脾经病候歌

> 是动其病气所为，食入即吐胃脘痛，
> 更兼身体重难移，腹胀善噫舌本强，
> 得后与气快然衰。所生病者舌亦痛，
> 体重不食亦如之，烦心心下仍急痛，
> 泄水溏瘕寒疟随，不卧强立股膝肿，
> 疸发身黄大指痿。

附：足太阴经主要穴位主治歌

> 脾主运化水湿谷，升清喜燥为脏孤，
> 后天之本气血生，开窍于口为肉主。
> 隐白摄血健脾气，诸血暴崩经衍期，
> 心脾疼痛腹胀泄。大都清热心脾经，
> 热病腹胀便难行。太白治脾力最专，
> 一切腹痛大便难，体重节痛心脉缓，
> 咳喘痰多泄痢痉。公孙健脾调冲脉，
> 胃痛腹胀饮食败，失眠妄言心痛悸，
> 痛瘕经血胎衣塞。商丘化湿痔瘤败，
> 癫狂嗜睡痛足踝。三阴交主三阴病，
> 泌尿生殖妇人宁，健脾利湿补肝肾，
> 调和营血经络行，皮肤瘾疹卧不瞑。

地机健脾调月经，女子经带男遗精，
小便不利及水肿，腹痛呕吐泄痢停。
阴陵泉主利小便，癃闭遗尿腹胀满，
健脾利水除逆喘，带下遗精力独专。
血海主治诸血疾，痛经崩漏月经闭，
调和营血主诸皮。大包宽胸养诸经，
脾之大络气血行，周身疼痛百节纵，
胁痛气喘刺之轻。

七、手少阴心经

《灵枢·经脉》关于手少阴心经循行路线："心手少阴之脉，起于心中，出属心系，下膈络小肠；其支者，从心系上挟咽，系目系；其直者，复从心系却上肺，下出腋下，下循臑内后廉，行太阴心主之后，下肘内，循臂内后廉，抵掌后锐骨之端，入掌内后廉，循小指之内出其端。"

译文：手少阴心经，从心中开始，出来属于心脏的系带（心系），下过膈肌，络于小肠。上行支脉，从心脏的系带部向上，挟食管旁，联结于眼与脑相连的系带（目系）。外行主干，从心脏的系带上行至肺，向下出于腋下（极泉），沿着上臂内侧后缘，走手太阴、手厥阴经的后面（青灵），下向肘内（小海），沿着前臂内侧后缘（灵道、通里、阴郄、神门），到掌后豌豆骨，进入掌内后边（少府），沿着小指的桡侧出于末端（少冲），接手太阳小肠经。

《灵枢·经脉》关于手少阴心经病候："是动则病嗌干心痛，渴而欲饮，是为臂厥。是主心所生病者，目黄胁痛，臑臂内后廉痛厥，掌中热痛。"

嗌：音益。《说文解字》："咽也"。臂厥：是指前臂本经所过处发生气血阻逆的见症。

手少阴心经属心系、挟咽，当本经有了异常变动就会表现出一系列的病症：心脉痹阻则心痛，心经有热则咽干，阴液耗损则渴而欲饮；当前臂部的气血阻逆时，就会出现厥冷、麻木和酸痛等表现。因此本经所属腧穴能治疗与"心"有关的病症。如手少阴心经"却上肺，下出腋下"，故能治疗胸胁部疼痛；"下循臑内后廉，行太阴心主之后，下肘内，循臂内后廉，抵掌后锐骨之端"，故能治疗上臂、前臂内侧后疼痛、麻木或厥冷；"系目系"，则能治疗眼睛昏黄；"入掌内后廉"，则能治疗手掌心热痛。上述病症都是心经"经脉所过，主治所及"的表现。另外，《素问·灵兰秘典论》说："心者，君主之官也，神明出焉。"故心经穴位能治疗神志异常疾病，如失眠、癫狂或精神失常。

疾病诊断包括病位和病性的诊断。通过《灵枢·经脉》对手太阴经循行和病候的论述，能够确定病位。但要开出能够治病的处方，则还需要搞清楚疾病的病性。

第一，心痛病。

从西医学角度来说，有心痛表现的疾病很多，如冠心病、心包炎、二尖瓣脱垂综合征、慢性阻塞性肺气肿等，但最常见的是冠心病。

中医学认为"不通则痛，不荣则痛"。"不通"是指寒、热、湿、痰、瘀等病理因素停留在经脉中，经脉不通畅，气血就不能顺利流通以荣养脏腑和四肢百骸，而产生疼痛反应；"不荣"一般是血、气、阴、阳等不足，经络中的气血无力运行于脏腑和四肢百骸而产生疼痛。无论不通还是不荣归根到底都是气血等的停留阻滞所致。有时在心内科会碰到一些有过心绞痛的患者，心绞痛发作时，会感觉从前臂内侧后边一直到小指头都有麻木、疼痛或冰冷的感觉。心痛跟手有什么关系呢？大家只要认真看看手少阴心经的循行就能知道答案了。

手少阴经内属于心，当不通或不荣时，经脉郁滞，气血不通，心脉络阻，血瘀心脉，而致胸中痛。如《素问·脏气法时论篇》说："心病者，胸中痛，胁支满，胁下痛。"这些论述和西医学冠心病因冠状动脉粥样硬化所致血管狭窄痉挛有异曲同工之妙。因此，心痛病的治疗，当以活血化瘀、通络止痛为大法。可选阴郄和神门二穴。阴郄为手少阴经郄穴，善入血，以活血止痛；神门为心经原穴，《灵枢·九针十二原》："五脏有疾，当取之十二原。"

但临床中常见的心痛患者，并非单单是血瘀之证。

（1）虚证：手少阴经脉血虚、阴虚、阳虚则出现胸闷、心痛等症。如《类证治裁·胸痹》："胸痹，胸中阳微不运，久则阴乘阳位而为痹结也，其症胸满喘息短气不利，痛引心背。"这就是西医学说的缺血性心绞痛，由于胸中阳气不足，心脏气血不充，心失濡养，所谓因虚致瘀。在治疗上当在活血化瘀的基础上，或益气，或养血，或滋阴，或温阳。

（2）寒凝心脉：由于寒气犯心或寒厥之气上逆而致心痛。如《灵枢·厥病》说："真心痛，手足青至节，心痛甚，旦发夕死，夕发旦死。"由于大寒之气厥逆，内犯于心，寒凝气滞，心脉瘀阻，心失所养，突然出现剧烈疼痛，手足厥冷，如不及时抢救，多于一日内死亡。对于此类疾病，治疗上当用温针灸或艾灸法，以温阳散寒。

（3）"是动则病嗌干心痛，渴而欲饮"，故当经脉郁滞，郁而化火，内扰于心时就会出现心痛。如《太素·经脉之一》卷八："心经病，心而多热，故渴而欲饮。"治疗上多用少府清热通脉。

第二，癫狂。

心藏神，心经之脉变动，则引起多种神志病，如癫狂、心烦惊恐、善悲、痴呆等。在此只论述癫狂病。

情志所伤，神明错乱，使思维行动丧失理智。癫狂一般分阴证和阳证。《灵枢·癫狂》："狂者多食，善见鬼神，善笑而不发于外者，得之有所大喜。"《灵枢集注》："此喜伤心志而虚狂也，心气虚故欲多食，神气虚，故善见鬼神也。因得之大喜，故喜笑不发于外者，冷笑而无声也。"此为阴证，由于心气不足，神气虚，理智失常，不能自控所致；阳证是由于心经实热，热盛上扰神明，神不内守，而思维行动失常则为狂。如《灵枢·热病》说："热病数惊，瘛疭而狂。"

但临床中，也会碰到一些特殊类型的癫狂患者。比如有个18岁的男子因精神受到刺激，病发狂证。医师先给他服生铁落饮，又服龙胆泻肝汤均无效，后又用温胆汤，病无明显起色。后在精神病医院经用电针强刺激治疗，病仍未愈。后一老中医发现患者小便频数，数分钟一次，且不避人，尿黄而短，并长吁短叹，以手抚胸，伴眼睑轻浮，舌胖大，边有齿痕，苔白水滑。这是为什么呢？后思：手少阴心经"下膈络小肠"，心与小肠相表里，患者神志不清，随地小便，舌淡胖，苔白滑说明是湿浊蒙蔽心窍所致。小便频多则是人体正气祛邪外出的表现。故治以宣畅气机，清利湿热。治疗3次后，病即有转机。

第三，舌肿。

认真看了本节开头那段《灵枢·经脉》关于手少阴心经经脉的原文，有人就会提出疑问："原文中并没有说手少阴心经经过了舌，为什么你这里却说心经穴位能治疗舌病？"提出这个问题的人，说明他认真学习了经脉循行。事实上，我们在学《中医基础理论》时，也听过这么一句话"舌为心之苗"。心经经脉既然没经过舌，那么"心之苗"的说法从何而来呢？难道书上写错了？当然不是的。

手少阴络脉中提到"循经入于心中，系舌本"，且《素问·脉要精微论》说："心脉搏坚而长，当病舌卷不能言。"因此手少阴经能用于对舌病的诊断和治疗。

附：手少阴经病候歌

是动心痛痛难忍，渴欲饮水咽干燥。
所生胁痛目如金，臑臂之内后廉痛，
掌中有热向经寻。

附：手少阴经主要穴位主治歌

心为君主主神明，藏神主脉应夏令，
其华在面汗为液，开窍于舌主乎情。
极泉宽胸兼理气，胸闷气短并心悸，
手臂胀麻弱无力，落枕喜哭善悲泣。
少海健忘癫瘰疬，臂麻手颤心痛悸。
灵道心悸善悲喜，暴喑舌强及胸痹。
通里暴喑不能语，心悸遗尿经太急。
阴郄清热又凉血，心痛失语盗汗绝。
恍惚痴呆癫痫疾，镇静安神失眠证，
诸血尿赤目黄宁。少府泻火治痈疡，
悲恐善惊阴痛痒，男子遗尿偏坠疼，
小便不利热传肠。少冲主治心胆虚，
怔忡癫狂不可遗，心痛心悸及热病，
中风昏迷可救急。

八、手太阳小肠经

《灵枢·经脉》关于手太阳小肠经循行路线："小肠手太阳之脉，起于小指之端，循手外侧上腕，出踝中，直上循臂骨下廉，出肘内侧两筋之间，上循臑外后廉，出肩解，绕肩胛，交肩上，入缺盆络心，循咽下膈，抵胃属小肠；其支者，从缺盆循颈上颊，至目锐眦，却入耳中；其支者，别颊上䪼抵鼻，至目内眦，斜络于颧。"

译文：手太阳小肠经，从小指外侧末端开始，沿着手掌尺侧上腕部，出尺骨小头部，直上沿着尺骨下边，出于肘内侧当肱骨上窠和尺骨鹰嘴之间，向上沿臂外后廉，出肩关节部，绕肩胛，交会肩上，进入缺盆，络于心，沿食管，通过膈肌到胃，属于小肠；颈部的支脉，从缺盆上行沿颈旁，上向面颊，到外眼角，弯向后，进入耳中；面颊部支脉，从面颊部分出，上向颧骨，靠鼻旁到内眼角，接足太阳膀胱经。

《灵枢·经脉》关于手太阳小肠经病候："是动则病嗌痛颔肿，不可以顾，肩似拔，臑似折。是主液所生病者，耳聋目黄颊肿，颈颔肩臑肘臂外后廉痛。"

颔，音汗，指喉结上两侧肉之软处。

手太阳小肠经循行于上肢外侧后边，上行肩膀，循咽，上颊、耳及目外侧。当本经有了异常变动就会出现一系列的病症。手太阳经气不利时，出现上肢后廉疼痛，颈痛，颊痛，目黄，耳聋。尤其是对颈椎病、肩周炎及肩周肌肉劳损所致的疼痛拘挛等疾病有明显的临床疗效。

小肠主泌别清浊，即小肠中的食糜在进一步消化的过程中，随之分为清浊两部分：清者，即水谷精微和津液，由小肠吸收，经脾经的转输作用输布于全身；浊者即食物残渣和部分水液，经胃和小肠之气的作用通过阑门传送到大肠。由于小肠参与了人体的水液代谢，故《灵枢·经脉》说小肠经"是主液所生病者"。临床上治疗泄泻采用"利小便所以实大便"的方法，就是"小肠主液"理论在临床治疗中的应用。

从上面的论述中，可以看出，手太阳小肠经主治的疾病包括内脏病候和外经病候。

第一，内脏病候。小肠经"是主液所生病者"，当经气变动，邪客经脉，内传小肠，其化物泌别清浊功能失常，则有腹痛、腹胀、腹泻等消化系统症状。

（1）虚证。当小肠经血气不足，小肠化物功能减弱，则清浊不分而致腹泻、腹胀。如《灵枢·邪气脏腑病形》说："小肠病者，小腹痛，腰脊控睾而痛，时窘之后，当耳前热，若寒甚，若独肩上热甚，及手小指次指之间热，若脉陷者，此其候也，手太阳病也，取之巨虚下廉。"小肠位于小腹部，后附腰脊，下连睾丸，故出现小腹部疼痛，腰脊牵引睾丸而痛，大便急迫感，同时有沿着手太阳经循行部位疼痛，或出现耳前热，若小肠出现陷下之虚脉，这是小肠寒甚的证候。治疗时宜取小肠的下合穴下巨虚。

（2）《灵枢·九针论》说："六腑气……大肠小肠为泄。"这就是说，邪气内犯或宿食停滞，胃肠积滞则小肠秘别清浊功能失常，化物功能失职，食物消化障碍则出现泄泻，腹满胀痛，或少腹痛。《神应经》说："食泄取上下廉"。因此治疗上可以取小肠的下合穴下巨虚。

（3）寒证。《景岳全书》卷二十四："有寒泻而小水不利者，以小肠之火受伤，气化无权而然也。"寒邪导致小肠秘别清浊功能失常是临床中最常见的病因。常说的晚上没盖好被子，肚子受凉了，第二天就会拉肚子，就是指这种情况。寒邪侵袭导致小肠功能异常，最大的临床特点是腹痛，而且痛得特别厉害，肚子凉，大便稀，臭味不明显。

（4）热证。由于热邪侵袭或风寒化热，内犯于小肠，小肠主液所生病，热盛灼伤津液，则出现大便干燥，腹痛。如《素问·举痛论篇》："热气留于小肠，肠中痛，瘅热焦渴则坚干不得出，故痛而闭不通矣。"由于热灼津液，受盛之物坚干，积聚于腹中则腹痛，大便干燥而不得出。若肠腑有湿热，则导致腹痛而泄，泄下里急，粪色黄褐秽臭，肛门灼热等症。

第二，外经病候。临床中，针灸治疗手太阳小肠经病，最常见的就是外经病候，如肩痛、耳聋耳鸣等。

手太阳小肠经"上循臑外后廉，出肩解，绕肩胛，交肩上"，故《灵枢·经脉》说该经穴位能治疗"颔肿，不可以顾，肩似拔，臑似折……颊肿，颈颔肩臑肘臂外后廉痛"。在具体治疗该经疾病时，可供选择的穴位也比较多。如《循经考穴》说："臑俞主臂酸无力，肩痛引胛""曲垣主肩胛急痛闷……肩外俞主肩背寒痛彻肘，颈项强急"。《针灸甲乙经》说："肩痛不可举，天容及秉风主之……肩痛不可自带衣，臂腕外侧痛不举，阳谷主之""振寒寒热，肩臑肘臂痛……后溪主之"。这些穴位都具有舒筋活络，除痹止痛作用。

之前提到过一个舌头肿大的患者用导赤散治好了。在该病案中可知导赤散能清心经火热。事实上，该方是出自钱乙的《小儿药证直诀》，主治"小儿心热"，与本案中的用法相同。但到了《奇效良方》则扩大了该方的运用范围，用于治疗小便赤涩淋痛。此处小便赤涩淋痛实为小肠为热邪所困致小肠主液功能失常。说到这有人就会问了："小肠的热邪从哪来的呢？导赤散是泻心经之热的，《奇效良方》为什么却拿它来治疗小肠疾病？"要明白其中的缘由，还得从经脉循行说起。《灵枢·经脉》："心手少阴之脉……下膈络小肠"，而手太阳小肠之别"内注少阴"。故心火亢盛时，能循经下移小肠，使小肠主液功能失常，而出现小便赤涩淋痛。

附：手太阳小肠经病候歌

是动则病痛咽嗌，颔下肿兮不可顾，
肩如拔兮臑似折。所生病主见臑痛，
耳聋目黄肿腮颊，肘臂之外后廉痛，
部分犹当细分别。

附：手太阳经主要穴位主治歌

小肠受盛与化物，泌别清浊二便出。
少泽产后乳不通，热病昏迷耳鸣聋，

醒脑开窍增乳液，咽痛攀睛及乳痛。
前谷热病及癫疾，咽痛颈肿目泪泣，
头痛耳鸣产无乳，醒神通液使热去。
后溪止痛通督脉，落枕偏瘫手不开，
盗汗疟疾目赤烂，癫疹耳咽病不再。
腕骨祛黄主消渴，专治诸证经脉过。
阳谷主治头面病，清热泻火又通经，
癫狂发热手腕痛，疥疮生疣刺之轻。
养老明目舒筋络，目昏腰痛刺之活。
支正清热安神志，疥疮生疣络穴治，
消渴癫狂悲善忘，热病头痛项强止。
小海癫痫头眩痛，瘰疬瘫痪及疡肿。
天宗消肿降肺气，气喘乳痛颈肩利。
听宫通窍耳聋鸣，癫疾牙痛通阳经。

九、足太阳膀胱经

《灵枢·经脉》关于足太阳膀胱经循行路线："膀胱足太阳之脉，起于目内眦，上额交巅；其支者，从巅至耳上角；其直者，从巅入络脑，还出别下项，循肩髆内，挟脊抵腰中，入循膂，络肾属膀胱；其支者，从腰中下挟脊贯臀，入腘中；其支者，从髆内左右，别下贯胛，挟脊内，过髀枢，循髀外从后廉下合腘中，以下贯踹内，出外踝之后，循京骨，至小指外侧。"

译文：足太阳膀胱经从内眼角开始，循行额部，交会于头顶。头顶部支脉，从头顶分出到耳上方。直行主干，从头顶入内络于脑，回出项部分开下行。其中一支沿着肩胛内侧，夹脊旁，到达腰中，进入脊旁筋肉，联络于肾脏，属于膀胱。一支从腰中分出，夹脊旁，通过臀部，进入腘窝中。脊背的另一条支脉，从肩胛内侧分别下行，通过肩胛，经过髋关节部，沿着大腿外侧后面下行，与前脉相合会于腘窝中，由此向下通过腓肠肌部，出于外踝的后方，沿着第五跖骨粗隆下，至足小趾外侧，下接足太阴肾经。

《灵枢·经脉》关于足太阳膀胱经病候："是动则病冲头痛，目似脱，项如拔，脊痛腰似折，髀不可以曲，腘如结，踹如裂，是为踝厥。是主筋所生病者，痔疟狂癫疾，头囟项痛，目黄泪出鼽衄，项背腰尻腘踹脚皆痛。小指不用。"

说到足太阳膀胱经，大家脑海中也许会想到《伤寒论》中的太阳病。确实《伤寒论》中论述的太阳病在某些方面跟足太阳膀胱经很相似。但二者绝对不能等同。

太阳经包括手太阳小肠经和足太阳膀胱经两条经脉。太阳病主证中，经证有中风、伤寒之分，腑证有蓄水、蓄血之别。从十二经脉所联系的脏腑看，膀胱之腑归属于足太阳经脉。那么膀胱的生理病理又是怎样的呢？众所周知，膀胱为六腑之一，主司贮存、排泄尿液之职，为人体水液代谢的主要器官。如《素问·灵兰秘典论》说："膀胱者，州都之官，津液藏焉，气化则能出焉。"其病理变化，则主要是小便排泄失常。如膀胱气化不行，则见小便不利，甚或癃闭不通；或因膀胱失约，随现小便频数，甚或失禁；或因湿热下注，而见尿急尿痛。太阳病腑证固然是足太阳膀胱经的病变，然太阳病经证远非足太阳膀胱经脉病变所能概括的。另外，《灵枢·经脉》对足太阳经脉病症的论述，除有头项强痛的描述外，未见有关太阳病所反映的主要证候。

从太阳经脉的生理病理和《素问》中对其病证的论述，可以明显看出，足太阳经脉病变，未能反映太阳病的实质。换言之，太阳病所出现的主要证候，尤其太阳病经证，并不是以足太阳经脉为病理基础的，也不是太阳经脉病变所能够概括的。无论是从足太阳经脉的循行走向，还是按照其生理功能及病理演变的角度，来解释太阳病的病理基础和病变脏腑，以及其发生发展的实质所在，实难令人满意和信服，无疑是缺乏其生理、病理学基础的，也是不可能的。

从足太阳膀胱经的循行来看，足太阳经联系的脏腑包括膀胱、肾、心、脑，联系的器官包括目、鼻、耳、肛门等。因此本经穴位能治疗头面五官病、热病、神志病及经脉循行所过部位病症，如"是动则病冲头痛，目似脱，项如拔，脊痛腰似折，髀不可以曲，腘如结，踹如裂，是为踝厥……痔疟狂癫疾，头囟项痛，目黄泪出鼽衄，项背腰尻腘踹脚皆痛。小指不用"。也许有人看到足太阳膀胱经主治这么多的病，就感到很难记。其实，"经脉所过，主治所及"，只要记住了足太阳经的循行，其主治病症就能推导出来了。另外，由于膀胱经横贯背腰部，因此该经背腰部的穴位能治疗与其相对应的脏腑病证和组织器官的病证，这些作用主要表现在背俞穴的主治上。

下面通过几个病案来具体学习该经穴位的主治功效。

第一，背脊痛。背脊部是足太阳膀胱经、督脉循行所过部位。

舒鸿飞曾治疗一位51岁女患者。患者近3年来背部经常疼痛，曾经数医治疗，多从风湿论治，然无显效。现疼痛下及尾骨，上连颈项，俯仰不利，头后枕部亦痛，全身重滞，天阴下雨时疼痛加剧。饮食尚可，大便溏软，小便清利。脉浮细，舌淡苔薄白。综合脉症，病在太阳和督脉二经。

患者身痛虽因风湿而致，但湿在何处，如不明辨，势必导致治疗时泛泛。前医祛风胜湿少效，盖缘于此。从经脉的循行上看，《灵枢·经脉》说："膀胱足太阳之脉……其直者，从巅入络脑，还出别下项，循肩髆内，挟脊抵腰中……其支者，从腰中下挟脊贯臀"，《难经·二十八难》："督脉者，起于下极之俞，并于脊里，上至风府，入于脑。"背脊两侧及后项为太阳经脉所过，督脉循行于背脊正中线；从病史上看，患者因天热睡竹床起病，故诊病在太阳及督脉二经。

第二，急性痛症。"腰背委中求"，委中是足太阳经的合穴，对腰部疾病，如急性腰扭伤、腰肌劳损、腰椎间盘突出症等疾病都有非常好的疗效。但足太阳经的腧穴除了委中外，还有一个穴治疗疼痛类疾病，尤其是急性疼痛疾病，有较好效果。这个穴位就是承山。

1. 痔疮疼痛

足太阳经"入循膂……贯臀"，故该经穴位能治疗痔疮。而针刺承山，具有通络散瘀、清热利湿、化痔止痛的功效。故《玉龙歌》说："九般痔漏最伤人，必刺承山效若神。"

病案

患者为中年女性，肛门疼痛，时便血达月余，自述素有痔疾，近月余肛门疼痛，肛门周围有黏腻感，大便干，每因排便困难而疼痛加重，大便带血，色红，曾到某医院检查：胸膝位12点可见0.3cm×0.3cm大小痔核，充血触痛，肛周充血，分泌物较多。给化痔丸口服，效果不明显。故求针灸治疗。诊时述肛门疼痛较剧，影响坐、骑、行走，伴口苦咽干、舌红苔黄、脉弦滑。辨证为湿热浊气结于魄门，肠热津伤，络道受损。治当清热化浊、通便化痔止痛。取穴承山、中髎、合谷等穴。治疗1周后，肛门疼痛大减。

2. 腓肠肌痉挛疼痛

腓肠肌痉挛属于中医学"筋痹"范畴，《素问·长刺节论》曰："病在筋，筋挛节痛，不可以行，名曰筋痹。"治疗上当疏筋活络、解痉止痛。承山位于腓肠肌肌腹下端，属于局部取穴。《通玄指要赋》说："转筋而疼，泻承山而在早。"

病案

患者腿肚转筋疼痛7天，自述不明原因致左腿肚转筋，以行走、劳累后及夜间发作较频，转筋时疼痛甚剧，影响工作、睡眠，数分钟可自行缓解，在某医院诊断为缺钙致腓肠肌痉挛。但服用钙片及维生素 B_1 效果不佳。每夜发作1～3次，甚为苦恼。患者尚有眩晕、口干、舌淡红、苔少、脉沉。辨证为气血不足，筋脉失养。治以补益气血，舒筋解痉，缓急止痛。《长桑君天星秘诀歌》说："脚若转筋并眼花，先针承山次内踝"，故取承山透承筋，并配以足三里、太溪。治疗6次，症未再作。

3. 颈椎性失眠

从足太阳膀胱经的循行可知，该经穴位能治疗颈部疾病是毫无疑问的。但问题是足太阳膀胱经穴位也能治疗失眠吗？从该经经脉循行以及所主病候来看，都未表明该经穴位有治失眠的作用。但足太阳膀胱经循行过头面、颈项部，本经病变会引起头痛、项强等症，从而导致失眠的发生。由于颈椎病引起的头项部的不适如头痛、头晕、颈肩部强痛，上肢放射性头痛、麻木等都会直接或间接影响睡眠质量，最终导致失眠的发生，并且二者互为影响，甚至会产生恶性循环，长期失眠或反复失眠，影响生活质量。

病案

患者，女，54岁，5年前失眠并感前额、巅顶部头昏，在某省医院拍 CR 示：颈椎退行性变，生理曲度变直，C_3～C_6 椎体后缘骨质增生明显，项韧带钙化，确诊为颈椎病。给予抗增生药物，效果不佳。现症见：失眠，两颞侧、后头、颈项、肩背部胀痛，以后头、颈项部为甚，神清，纳可，二便调。查：C_3～C_6 椎体棘旁压痛，头后仰旋颈试验（＋），苔薄黄，脉沉细。诊断为颈椎病（颈性失眠）。治疗上，取天柱、大柱、风门、昆仑等足太阳经穴位。治疗 10 次后，失眠明显减轻。

另外，背俞穴是脏腑之气输注于背腰部的腧穴。每个脏腑各有一个背俞穴，都位于背腰部足太阳膀胱经的第一侧线上，大体依脏腑位置而上下排列，分别冠以脏腑之名。背俞穴对诊断和治疗脏腑病具有重要意义，特别是五脏病症。

附：足太阳膀胱经病候歌

是动头疼不可当，项如拔兮腰似折，
髀枢痛彻脊中央，腘如结兮踹如裂，
是为踝厥筋乃伤。所生痔疟小指废，
头囟项痛目色黄，腰尻腘脚疼连背，
泪流鼻衄及癫狂。

附：足太阳经主要穴位主治歌诀

膀胱气化津液藏，水液代谢有法章。
睛明治眼目昏蒙，腿痛深刺治尿崩。
攒竹治眼有神功，雀目攀睛白翳生，
睑废面瘫止流泪，呃逆眉骨及头疼。
大杼舒筋又壮骨，项肩腰膝酸痛苦，
发热头痛咳鼻塞，小肠气痛刺之无。
风门益气兼解表，伤风咳嗽痛发热，
胸背作痛及发背，此处埋针防感冒。
肺俞补肺泻胸热，骨蒸盗汗肺虚弱，
皮肤瘙痒面痤疮，肺病于此有痕着。
厥阴俞乃心包俞，活血止痛心气舒，
心痛心悸胸烦闷，牙痛咳嗽吐血出。
心俞养心可安神，心痛心悸胸烦闷，
癫狂吐血咳盗汗，梦遗健忘睡不深。

膈俞血会化瘀滞，升降阴阳可刺之，
善调诸血有奇效，风疹胃痛呃逆止。
肝俞理气可疏肝，肝胆诸疾胁黄疸，
吐血眩晕目赤肿，脊痛转筋癫狂痫。
胆俞黄疸胁肋痛，口苦咽干腋下肿。
脾俞健脾调气血，腹胀水肿食欲缺，
诸血便秘又泄泻，四肢酸痛肌肉削。
胃俞呕吐及翻胃，胃痛痞疾儿肌瘦。
三焦俞兮强腰膝，水肿癃闭可行气，
腰腿无力背拘急，腹胀肠鸣吐痢疾。
肾俞主灸下元虚，令人有子效多奇，
偏瘫腰痛膝拘急，耳聋水肿益肾气。
大肠俞治腰脊疼，大小便难此可通，
兼治泄泻痢疾病，风疹放血立时轻。
小肠俞主便脓血，遗精淋浊膝痛绝。
膀胱俞治小便难，少腹胀痛不能安，
便秘泄泻和遗精，腰腿疼痛自能痊。
次髎调经固肾精，遗精阳痿女痛经，
尿闭尿涩痛淋漓，疼痛痿痹腰足胫。
承扶主通下肢疼，热结痔疮便难行。
委阳理气利水道，小便不化痛在脚。
委中一穴最奥妙，凉血解毒又醒脑，
痿痹中风疗发背，闪腰岔气痛腿腰，
腹痛吐泻衄不止，自汗风疹刺血消。
承山便秘痔脱肛，脚气转筋腿胫伤。
飞扬主治步履软，头鼻癫狂痔难还。
昆仑泻热通太阳，急性腰痛头项强，
肩背腰腿足跟痛，难产目鼻齿儿详。

申脉开窍调阴阳，痫证日发并癫狂，
嗜睡失眠睑闭合，复视腰腿头项强。
京骨镇痉止疼痛，太阳膀胱经不通，
心痛目眩又鼻衄，癫痫发热及足肿。
束骨止痛效最著，头痛项强不能顾，
癫狂肛门术后痛，内眦赤烂及痈疽。
至阴能矫胎不正，艾火重灸儿易生，
头痛目脱鼻堵塞，难产足热刺之应。

十、足少阴肾经

《灵枢·经脉》关于足少阴肾经循行路线："肾足少阴之脉，起于小指之下，邪走足心，出于然谷之下，循内踝之后，别入跟中，以上踹内，出腘内廉，上股内后廉，贯脊属肾络膀胱；其直者，从肾上贯肝膈，入肺中，循喉咙，挟舌本；其支者，从肺出络心，注胸中。"

译文：足少阴肾经起始于足小趾之下，斜向足心（涌泉），出于舟骨粗隆下（然谷、照海、水泉），沿着内踝之后（太溪），分支进入脚跟中（大钟），上向小腿内（复溜、交信），出腘窝内侧，上大腿内后侧，通过脊柱，属于肾，络于膀胱。上行主干，从肾向上，通过肝、膈，进入肺中，沿着喉咙，夹舌根旁。其支脉，从肺出来，络于心，流注于胸中，接手厥阴心包经。

《灵枢·经脉》关于足少阴肾经病候："是动则病饥不欲食，面如漆柴，咳唾则有血，喝喝而喘，坐而欲起，目䀮䀮如无所见，心如悬若饥状，气不足则善恐，心惕惕如人将捕之，是为骨厥。是主肾所生病者，口热舌干，咽肿上气，嗌干及痛，烦心心痛，黄疸肠澼，脊股内后廉痛，痿厥嗜卧，足下热而痛。"

漆柴：形容患者面色发黑，如漆如炭；喝喝：为气喘声；䀮
䀮：视物模糊。

足少阴经脉经气变动时，会出现两方面的病候：本脏病候、
外经病候。

第一，本脏病候。

1. 足少阴经内属于肾脏，"是主肾所生病者"

肾经贯脊，肾脏藏精生髓，随上聚为脑。若肾足少阴经经血
亏虚则脑髓失养，髓海不足，多见头重眩晕，失眠健忘，精神恍
惚，甚至智力低下、痴呆等。从以上的论述中似乎可以得到这样
一个结论：凡是肾精不足，都能使人出现髓海失养的各种临床表
现。但临床所见远非如此。随着人民生活水平的提高和老龄化的
加快，高血压、中风等能引起眩晕症状的患者越来越多。无论是
从教材中，还是临床实践中，都会感觉到肝阳上亢是导致这类疾
病最常见的临床证型。确实，临床所见到的患者大多有肝阳上亢
的临床表现，通过平肝潜阳的方法也大多能缓解症状。但是大家
是否想过为什么会表现为肝阳上亢，为什么这类患者每用平肝潜
阳的方法症状缓解，但过不了几天症状又发。原因在于没有"治
病求本"。肝肾同源，肾通过元阴元阳来充养肝，而肝则为肾行
元阴元阳来协调心、脑等重要脏器的功能。若肾虚于内，尤其是
肾阴虚，则肝不能够上调肾元上行于心、脑，则出现失眠健忘、
头晕目眩、痴呆等虚性表现；"肝体阴而用阳"，肾精不足则肝体
失养，肝阳上亢，随肾经循行上入于脑，则表现为眩晕头重等。
张锡纯在其《医学衷中参西录》中，将中风分为"脑充血"和
"脑贫血"，就是基于此理。

2. 生长发育与生殖

《素问·上古天真论篇》："岐伯曰：女子七岁，肾气盛，齿
更发长。二七而天癸至，任脉通，太冲脉盛，月事以时下，故有

子。三七，肾气平均，故真牙生而长极。四七，筋骨坚，发长极，身体盛壮。五七，阳明脉衰，面始焦，发始堕。六七，三阳脉衰于上，面始焦，发始白。七七，任脉虚，太冲脉衰少，天癸竭，地道不通，故形坏而无子也。丈夫八岁，肾气实，发长齿更。二八，肾气盛，天癸至，精气溢泻，阴阳和，故能有子。三八，肾气平均，筋骨劲强，故真牙生而长极。四八，筋骨隆盛，肌肉满壮。五八，肾气衰，发堕齿槁。六八，阳气衰竭于上，面焦，发鬓颁白。七八，肝气衰，筋不能动，天癸竭，精少，肾脏衰，形体皆极。八八，则齿发去。肾者主水，受五脏六腑之精而藏之，故五脏盛，乃能泻。今五脏皆衰，筋骨解堕，天癸尽矣。故发鬓白，身体重，行步不正，而无子耳。"

肾主生长发育和生殖，是肾精及其所化肾气的生理作用。五迟（站迟、语迟、行迟、发迟、齿迟）和五软（头软、项软、手足软、肌肉软、口软）都是小孩因先天肾精肾气不足导致的。另外，男性的生殖性疾病如早泄、阳痿、不育、遗精等，以及女性的月经不调、不孕都是肾主生殖功能异常导致的。因此，临床中常用六味地黄丸、左归丸、金匮肾气丸及右归丸等滋补肾脏的方子治疗生殖方面的疾病。在针灸方面也多取肾俞、命门、关元、太溪、照海等滋补肾阴肾阳的穴位。

第二，外经病候。

《灵枢·经脉》说："肾足少阴之脉，起于小指之下，邪走足心，出于然谷之下，循内踝之后，别入跟中，以上踹内，出腘内廉，上股内后廉，贯脊……循喉咙，挟舌本。"因此本经穴位能治疗口热、舌干燥、咽部发肿，气上逆，咽发干而痛，还可以治疗"骨"方面的深部的气血阻逆，如脊柱、大腿内侧后边疼痛、痿软、厥冷，脚心热而痛。

1. 腰痛

足太阳膀胱经循行于腰部，故该经穴位能治疗腰部疼痛性疾病，如"腰背委中求"。但为什么足少阴肾经穴位也能治疗该经病症？从足少阴肾经的循行路线，可知该经并未循行于腰部。那么该经穴位治疗腰部疾病的理论依据是什么呢？

肾主藏精，生髓养骨，且腰为肾之府，若精血不足，经脉气血亏虚，肾足少阴之脉则失于濡养，而出现腰酸痛，软弱无力，甚至腰痛如折，以及筋脉拘急。

那么足太阳膀胱经与足少阴肾经，二经主治腰痛病有什么区别呢？

足太阳膀胱经循行于腰部，"经脉所过，主治所及"，该经病变所致腰痛多为邪阻经络，经气不利而致，即所谓的"不痛则痛"，多为实证，如瘀血、寒凝、痰浊阻滞等。而足少阴肾经主骨，能充养腰部脊柱及肌肉，故该经穴位所治腰痛为虚证，多为慢性久病肾精虚损所致的腰痛。

2. 下肢痛

肾足少阴之脉，行于股内后廉，出腘中行小腿内侧，循内踝之后，其分支入足跟中。因此该经经气变动，则出现腿内侧及足踝部疼痛。

在临床中，用足少阴肾经理论治疗下肢的疾病，主要是指两腿酸软无力，足胫发凉，甚至足痿不能行等经气虚弱疾病。如《脉经·平人迎神门气口前后脉》卷二说："肾虚，右手尺中神门以后脉阴虚者足少阴经也，病苦足胫小弱，恶风寒。"足少阴经气虚则出现足胫部痿弱细软无力之肌肉萎缩症。足痿多取肾经穴位，如《杂病歌》："足痿不收治复溜""足不能行……复溜、冲阳、然谷等。"

这时有人会问了，"既然肾经穴位多治疗足痿病，那标题还说是治疗下肢痛？"殊不知，肾经穴位确实是治疗下肢痛的常用穴位，但临床中，此下肢疼痛多是指足跟痛。

"足跟痛"的特点是清晨下地的第一步足跟部疼痛厉害。有的活动几分钟后，疼痛反而消失了。当坐下来休息一段时间后，再次站立时又会出现疼痛。这种病在老年女性中最常见。中医学治疗足跟痛多用滋补肾精的方法。为什么要这样治疗呢？大家都知道肾为"作强之官，伎巧出焉"，主骨生髓，"肾足少阴之脉……循内踝之后，别入跟中……"。正常情况下，肾中精气充沛，循行入足跟，能够滋养足跟。但若肾精不足，"不荣则痛"，足跟失养，则疼痛作。有个老人，足跟痛了1年，呈发作性，痛时如针扎，行走困难，压痛明显，舌质淡红苔黄腻，脉濡。诊断为肾精不足，元阳亏虚，足跟失养，兼湿邪内阻。治疗上取太溪、关元、照海、命门用补法，隔天太溪放血。

3. 慢性咽炎

现在西医学医疗技术非常先进，但是对于一个常见的慢性咽炎，很多时候却束手无策；中医学通过清热消肿、润喉止痛的方法，有时收效也甚微。为什么呢？

《灵枢·经脉》："肾足少阴之脉……从肾上贯肝膈，入肺中，循喉咙，挟舌本。"慢性咽炎患者常有腰膝酸软、舌红少苔、脉细数等肾虚的表现。慢性咽炎常有因下焦肾阴虚，虚火沿经上窜所致者，正如《寿世保元·口舌》所说："口疮连年不愈者，虚火也。"故治疗要点在于益肾补精，清降虚火。

足少阴经"循喉咙，挟舌本"。肾经经气变动，也可出现喑哑。缓起者，多从肺、肾入手辨证；急起者，多从外感邪气求治。但也有寒邪循经伤肾者，如《张氏医通》说："若暴哑声不出，咽痛异常，卒然而起，或欲咳而不能咳，或无痰，或清痰上溢，脉多弦紧或数疾无伦，此大寒犯肾也，麻黄附子细辛汤温之。"

附：足少阴肾经病候歌

> 是动病饥不欲食，喘咳唾血喉中鸣，
> 坐而欲起面如漆，目视䀮䀮气不足，

心悬如饥肠惕惕。所生病者为舌干，
口热咽肿气贲逼，股内后廉并脊疼，
烦心心痛疸而瀄，痿厥嗜卧体怠惰，
足下热痛皆肾厥。

附：足少阴肾经主要穴位主治歌

肾为水脏主封藏，生殖发育及生长，
纳气开窍耳二阴，主骨生髓主作强。
涌泉开窍降逆气，巅痛眩晕惊风急，
小便不利大便难，中风心烦癫痫癔，
鼻衄失音肺少气，足热嗜卧血压疾。
然谷益肾又固泄，遗精阴痒经失谐，
消渴黄疸及洞泄，肢痿脐风吐咳血。
太溪清热调经血，男妇科病取此穴，
肾阴肾阳经络病，益肾强精最优越。
大钟益肾通二便，二便不利经迟延，
痴呆嗜卧心烦闷，气喘腰痛是真言。
水泉清热善通经，目昏经闭尿不行。
照海养阴利喉咽，失眠惊恐又懒言，
通经阴痒闭二便，咽痛喑哑夜发痫。
复溜利水调汗液，汗出不止阳虚越，
足痿脚气腰脊痛，水肿口干腹鸣泄。
筑宾能医气疝疼，癫痫吐沫腿无能。

十一、手厥阴心包经

《灵枢·经脉》关于手厥阴心包经循行路线："心主手厥阴心

包络之脉，起于胸中，出属心包络，下膈，历络三膲；其支者，循胸出胁，下腋三寸，上抵腋，下循臑内，行太阴少阴之间，入肘中，下臂行两筋之间，入掌中，循中指出其端；其支者，别掌中，循小指次指出其端。"

译文：心主的经脉是手厥阴心包经，起于胸中，浅出属于心包络，通过膈肌，经历胸部、上腹部、下腹部，联络上、中、下三焦。胸中支脉，沿胸内出胁部，当腋下三寸处，上行至腋下，沿上臂内侧，行于手太阴经和手少阴经之间，进入肘中，向下沿前臂内侧两筋之间，进入手掌中，沿中指桡侧出于末端。掌中支脉，从掌中分出，沿无名指直达末端，接手太阳三焦经。

《灵枢·经脉》关于手厥阴心包经病候："是动则病手心热，臂肘挛急，腋肿，甚则胸胁支满，心中憺憺大动，面赤目黄，喜笑不休。是主脉所生病者，烦心心痛，掌中热。"

十二经脉的名称，一般多以手少阴、手太阴等来命名心经和肺经等，如《灵枢·经脉》说："心手少阴之脉……""肺手太阴之脉……"等，但只有心包经以心主命名。从"心主"作为"心包经"替代名称的应用，可见"心包"与"心"密切关联，为心所主持的范畴。《类经》说："心主者，心之所主也。心本手少阴，而复有手厥阴者。"故经文中隐含有"心主二经"的意思。另外，手厥阴心包经"出属心包络"。心包者，即心脏外面的包膜，有保护心脏的作用。古代医家认为，心为人身之君主，不得受邪，所以若外邪侵袭心，则心包络当先受病，故心包有"代心受邪"之功用。如《灵枢·邪客》说："心者，五脏六腑之大主也，精神之所舍也，其脏坚固，邪弗能容也。荣之则心伤，心伤则神去，神去则死矣。故诸邪之在于心者，皆在于心之包络。"后世明清温病学派受"心不受邪"思想的影响，在温病学说中，将外感热病中出现的神昏谵语等心神功能失常的病理变化，称之为"热入心包"或"痰热蒙蔽心包"。实际上，心包受邪所出现的病证，即是心的病证，心和其他脏腑一样，都可以受到邪气的侵袭。因此，《灵枢·经脉》中将心包经称为"心主手厥阴心包络"，而在手厥阴心包经的病候中，则认为心包经具有"是主脉所生病者"。

所以心包络疾病多可反映心脏之病，若其经脉变动则可导致心包络功能失常而发病。

心为君主之官，主神明，故具有统率全身脏腑、经络、形体、官窍的生理活动和主司精神、意识、思维、情感活动及性格倾向等。心包络为"臣使之官"，对神志具有支配作用，故《灵枢·经脉》说心包络经脉异常则会出现"喜笑不休"等神志异常疾病。

虽然论述了这么多，但还是有很多人无法理解心包与心之间的关系，也无法理解手厥阴心包经的经络辨证。但温病学中关于心包经的辨证问题，也许能使大家能够更好地理解此问题。温病学家们明确指出，"温邪上受，首先犯肺，逆传心包"，热入心包则出现高热、神昏、谵语或昏沉不语等症状。每每以清宫汤、安宫牛黄丸、紫雪丹等清心开窍，但就药味的归经来说，未远离归心经的药物，入走心包络者，亦走心经。

因此，关于心包经主治神志异常疾病、心脏疾病的论述就不多加重复了。在此，主要谈论一下心包经经络循行疾病。

第一，疮疡。

心为君火，心包络为相火，相火常可影响心火，若外邪客于手厥阴经或情志郁久化火，热邪阻滞，经络不通，热腐肌肉，煎灼血液而为疮疡疼痛等症。故《素问·至真要大论》说："诸痛痒疮，皆属于心。"即由心火之邪亢盛所致，心包为心之外围，代心受邪。此时临床每取心包经穴位治疗，能取得满意效果。如《针灸大成》："大陵主疮疡癣。"《玉龙赋》说："劳宫、大陵可疗心闷疮痍。"大陵、劳宫等具有邪热清心作用，可治疗疮疡。

但疮疡病也并非都是因君相火旺所致，也有因湿热所致。

对于痈疔疮疡等初起，大多数医师都会以清热解毒为治疗大法，用方也多不离五味消毒饮、仙方活命饮等。但吴鞠通曾经治疗过一个劳宫处肿毒患者：春夏间乘舟由南向北，途间温毒愈后，感受风湿，内胀外肿。又因寡居肝郁之故，时当夏季，左手劳宫穴，忽起劳宫毒如桃大。此症有治热碍湿，治湿碍热之弊，选用幼科痘后余毒归肺、喘促咳逆之实脾利水法，加极苦合为苦淡法，俾热毒由小肠下入膀胱，随湿气一起泄出也。盖劳宫毒属心火，泻心者必泻小肠，小肠火腑，非苦不通；腰以下肿当利小便，利小便者亦苦淡法也。

该病案颇能给人启迪，此病系由湿毒之邪壅塞于厥阴心包经所致。治疗上使热毒从小肠下入膀胱，随湿气一起排泄掉。本案立法独特，效如桴鼓。

第二，经络循行处疾病。

手厥阴心包经布胸胁，抵腋下，循行前臂内侧手太阴与手少阴之间，入掌中。若该经经气变动则出现经脉所过部位的疾患或疼痛。如"手心热，臂肘挛急，腋肿，甚则胸胁支满"。若温热之邪侵袭，或经气郁结化火，则经脉气盛血涌，鼓动血脉，则可出现循行所过部位的发热、红肿疼痛等症。对于该经经脉循行处疾病的治疗，《针灸甲乙经》说："掌中热、欲呕，劳宫主之。"热病发热，经脉郁热则掌中热，取手厥阴经荥穴劳宫，以清热泻火。又说："面赤皮热，热病汗不出……肘挛，腋肿……内关主之。"由于手厥阴经经气变动，导致心火亢盛，鼓动血脉，气血上涌，故面红皮肤发热，发热汗不出，湿热郁于内，取心包络的络穴内关，以清热泻火。

附：手厥阴心包经病候歌

是动则病手心热，肘臂挛急腋下肿，
甚则胸胁支满结，心中憺憺或大动，
喜笑目黄面色赤。所生病者为烦心，
心痛掌热病之则。

附：手厥阴经主要穴位主治歌

> 心包在外心宫城，代心受邪有殊功。
> 曲泽清心止胃痛，心痛心悸胸痹通，
> 身热烦躁卧不安，吐泻神昏手震颤。
> 郄门清心止出血，心痛癫疾疔疮绝。
> 间使解郁宽心胸，疟疾热病呕吐凶，
> 癫狂烦躁卒心痛，臂痛疥疮肘腋肿。
> 内关理气又宽中，降逆活血止疼痛，
> 中风失眠胃心胸，呕逆眩晕无脉证，
> 胸闷心痛及怔忡，热病疟疾癫郁证。
> 大陵宽胸和胃腑，心痛癫狂笑不休，
> 疮疡口臭足跟痛，肘臂挛痛及呕吐。
> 劳宫清心开关窍，中风中暑刺之要，
> 口疮龈烂胸胁痛，鹅掌风证及善笑。
> 中冲苏厥泻热惊，中风晕厥惊风宁，
> 舌强不语心烦痛，溺水中暑夜啼轻。

十二、手少阳三焦经

《灵枢·经脉》关于手少阳三焦经循行路线："三焦手少阳之脉，起于小指次指之端，上出两指之间，循手表腕，出臂外两骨之间，上贯肘，循臑外上肩，而交出足少阳之后，入缺盆，布膻中，散络心包，下膈，循属三焦；其支者，从膻中上出缺盆。上项，系耳后直上，出耳上角，以屈下颊至顺；其支者，从耳后入耳中，出走耳前，过客主人前，交颊，至目锐眦。"

译文：手少阳三焦经起于无名指末端，上行小指与无名指之间，沿着手背，出于前臂伸侧两骨（尺骨、桡骨）之间，向上通过肘尖，沿上臂外侧，向上通过肩部，交出足少阳经的后面，进入缺盆，分布于膻中，散络于心包，通过膈肌，广泛遍属于上、中、下三焦。它的支脉从膻中上行，出锁骨上窝，上向后项，连系耳后，直上出耳上方，弯下向面颊，至眼下。它的支脉从耳后进入耳中，出走耳前，经过上关前，交面颊，到外眼角接足少阳胆经。

《灵枢·经脉》关于手少阳三焦经病候："是动则病耳聋浑浑焞焞，嗌肿喉痹。是主气所生病者，汗出，目锐眦痛，颊痛，耳后肩臑肘臂外皆痛，小指次指不用。"

手少阳三焦经属于三焦，但对于"三焦"具体是什么，从古至今争论不休。

学中医学的人最早接触的"三焦"是《中医基础理论》里说的三焦。此"三焦"是指上焦、中焦和下焦。三焦作为人体上中下三个部位的划分，有名无形，但有其生理功能和各自的生理特点。《素问·灵兰秘典论》说："三焦者，决渎之官，水道出焉。"《说文解字》说："决者，行流也。"其中"决"为开、行流的意思。渎，《说文解字》说："沟也"，水沟、水渠的意思。决渎就是疏通水道。因此三焦具有主持人体水液的输布、疏通和排泄的作用。全身的水液的输布和排泄，是由肺、脾、肾等脏的协同作用而完成的，但必须以三焦为通道，才能升降出入运行。如果三焦不通利，则肺、脾、肾等脏的输布调节水液代谢的功能将难以实现。正如《类经》所说："上焦不治则水泛高原，中焦不治则水留中脘，下焦不治则水乱二便。三焦气治，则脉络通而水道利。"

除了部位之三焦之外，所熟悉的三焦还见于三焦辨证。三焦辨证，是清代吴鞠通在《温病条辨》中，对外感温热病进行辨证归纳的一种方法。三焦辨证是依据《黄帝内经》关于三焦所属部位的概念，在《伤寒论》六经辨证及叶天士卫气营血辨证的基础上，将外感温热病的证候归纳为上焦病证、中焦病证、下焦病证，用以阐明三焦所属脏腑在温热病发展过程中不同阶段的病理变化、证候表现及其传变规律。

但《灵枢·经脉》上说的三焦绝非是部位之三焦或辨证之三焦。

《素问·六节藏象论》说："脾胃大肠小肠三焦膀胱者，仓廪之本，营之居也，名曰器，能化糟粕，转味而入出者也。"由此可知，三焦是"器"，既是营养化源之处，也是糟粕传导之道，因此称为"传化之府"。从《中医基础理论》中可知，只要是腑的话，必定有形和有部位，那么此处所说的"三焦"在身上的哪个地方呢？《灵枢·经脉》说："心主手厥阴心包络之脉，起于胸中，出属心包络，下膈，历络三膲"，又说"三焦手少阳之脉……入缺盆，布膻中，散络心包，下膈，循属三焦。"从这两段文字，可知，三焦位于膈下的腹中。显然这并不是部位之三焦和辨证之三焦。

那么经络之三焦，有什么功能呢？

手少阳三焦经"是主气所生病者"，此即《难经·六十六难》所说的"三焦者，原气之别使也""原气之别使焉，主持诸气"。三焦位于腹中，但是它通过其经络的循行以通行诸气。即肾脏先天之精化生的元气，自下而上运行至胸中，布散于全身，胸中气海中的宗气，自上而下到达脐下，以资先天元气，合为一身之气，都是以三焦为道路的。

部位之三焦有运行水液的作用，而经络之三焦有通行诸气的作用，并且水液的运行依赖气的推动。"治痰先理气"理论就是气能行水液理论的具体应用。既然水液和气之间有如此重要的联系，是不是说部位之三焦和经络之三焦是同一个概念，或者说部位之三焦即是经络之三焦？这是一个存在争议的话题。在临床运用时，不需要去追究它是部位还是经络，只要知道三焦具有行气和运水的功能就行了。比如治疗肝硬化腹水，常用理气破瘀之药以治本，通调三焦利水消肿以治标。运用三焦行气和运水理论，治疗肝硬化腹水常常能取得满意效果。

此外，从经络腧穴角度来说，手少阳三焦经运用最多的是它能治疗经络所过部位的病症。

手少阳经循行于手臂外侧，上肩，循颈，系耳后，到达面颊，最后终止于眼角外侧。当邪气侵袭该经，则可出现相应部位的疼痛红肿等病症。因此《灵枢·经脉》说："目锐眦痛，颊痛，耳后肩臑肘臂外皆痛，小指次指不用。"比如翳风是该经的穴位，位于耳垂后方，当乳突于下颌角之间的凹陷处。特发性面瘫的患者常常会出现耳后疼痛，此为风邪等侵袭该处经络所致。翳风属于祛风穴，临床中每遇面瘫而该处疼痛时针刺该穴即能收效。

另外，手少阳经"从耳后入耳中，出走耳前"，故该经穴位具有能治疗耳聋等耳部疾患的作用。如《类经图翼》说："耳红肿痛，泻之（翳风）。"由于火热之邪侵袭手少阳经而见耳部红肿疼痛等症，取翳风以泻热消肿。又如《铜人腧穴针灸图经》卷五说："液门……治寒热目眩、头痛、暴得耳聋、目赤涩。"手少阳之脉入耳中，邪气客之则火热之邪循经上炎，出现耳聋等，取手少阳三焦经荥穴液门，以泻热通窍，聪耳。

《灵枢·经脉》说手少阳经也能治疗嗌肿、喉痹，这也是"经络所过，主治所及"。

附：手少阳三焦经病候歌

> 是动耳鸣喉肿痹。所生病者汗自出，
> 耳后痛兼目锐眦，肩臑肘臂外皆疼，
> 小指次指亦如废。

附：手少阳经主要穴位主治歌

> 三焦纵横上中下，总司全身之气化，
> 疏调水道决渎官，如雾如沤渎在下。

关冲开窍利喉舌，中风热病头痛恶，
咽痛目赤耳聋鸣，心烦口苦目翳射。
液门主治喉蛾肿，手臂红肿出血灵，
耳鸣耳聋难得暝，目赤疟疾刺之宁。
中渚清热令耳聪，目眩头痛耳聋鸣，
热病便难指不伸，又止脊间心后疼。
阳池主治消渴病，三焦原气调之行，
持物不得手腕痛，口干烦闷并耳鸣。
外关清热又解肌，热病往来刺之奇，
耳病颊肿目赤痛，颈肩指痛不遂体。
支沟散风两骨中，能泻三焦相火盛，
耳聋暴喑及热病，大便不通胁肋疼。
翳风消肿止风痉，面瘫面痉耳聋鸣，
齿痛痄腮及口噤，兼刺瘰疬项下生。
瘈脉放血治儿惊，头痛泄痢目不明。
角孙专主痄腮生，目翳齿肿耳肿鸣。
耳门耳聋聍耳病，颈颔疖疮牙痛宁。
丝竹空穴治头风，面瘫癫痫目赤痛。

十三、足少阳胆经

　　《灵枢·经脉》关于足少阳胆经循行路线："胆足少阳之脉，起于目锐眦，上抵头角，下耳后，循颈行手少阳之前，至肩上，却交出手少阳之后，入缺盆；其支者，从耳后入耳中，出走耳前，至目锐眦后；其支者，别锐眦，下大迎，合于手少阳，抵于颐，下加颊车，下颈合缺盆以下胸中，贯膈络肝属胆，循胁里，出气街，绕毛际，横入髀厌中；其直者，从缺盆下腋，循胸过季胁，下合髀厌中，以下循髀阳，出膝外廉，下外辅骨之前，直下抵绝骨之端，下出外踝之前，循足跗上，入小指次指之间；其支者，别跗上，入大指之间，循大指歧骨内出其端，还贯爪甲，出三毛。"

译文：足少阳胆经从外眼角开始（瞳子髎），上行到额角（颔厌、悬颅、悬厘、曲鬓，会头维、和髎、角孙），下耳后（率谷、天冲、浮白、头窍阴、完骨、本神、阳白、头临泣、目窗、正营、承灵、脑空、风池），沿颈旁，行手少阳三焦经（经天容），至肩上退后，交出手少阳三焦经之后（会大椎，经肩井，会秉风），进入缺盆（锁骨上窝）。它的支脉从耳后进入耳中（会翳风），走耳前（听会、上关，会听宫、下关），至外眼角后；另一支脉从外眼角分出，下向大迎，会合手少阳三焦经至眼下，下边盖过颊车（下颌角），下行颈部，会合于缺盆（锁骨上窝）。由此下向胸中，通过膈肌，络于肝，属于胆，沿胁里，出于气街（腹股沟动脉处），绕阴部毛际，横向进入髋关节部。它的主干（直行脉）从缺盆（锁骨上窝）下向腋下（渊液、辄筋，会天池），沿胸侧，过季胁（日月、京门，会章门），向下会合于髋关节部（带脉、五枢、维道、居髎……环跳）。由此向下，沿大腿外侧（风市、中渎），出膝外侧（膝阳关），下向腓骨头前（阳陵泉），直下到腓骨下段（阳交、外丘、光明、阳辅、悬钟），下出外踝之前（丘墟），沿足背进入第四趾外侧（足临泣、地五会、侠溪、足窍阴）。它的支脉从足背分出，进入大趾趾缝间，沿第一、二跖骨间，出趾端，回转来通过爪甲，出于趾背毫毛部，接足厥阴肝经。

《灵枢·经脉》关于足少阳胆经病候："是动则病口苦，善太息，心胁痛不能转侧，甚者面微有尘，体无膏泽，足外反热，是为阳厥。是主骨所生病者，头痛颔痛，目锐眦痛，缺盆中肿痛，腋下肿，马刀侠瘿，汗出振寒，疟，胸胁肋髀膝外至胫绝骨外踝前及诸节皆痛，小趾次指不用。"

第一，胆经之内脏病。

足少阳经内属于胆。胆为六腑之首，位居右胁下，附于肝之短叶间。胆与肝由足少阳经和足厥阴经相互属络，构成表里关系。胆的生理功能主要是贮藏和排泄胆汁，泄注于胃肠，协助消化水谷。如果胆汁分泌不足或排泄失常，就会影响脾胃的受纳腐熟和运化功能。

胆为中精之官，主决断，即胆在精神意识思维活动中，具有判断事物、作出决定的作用。胆的这一功能对于防御和消除某些精神刺激的不良影响，以维持精气血津液的正常运行和代谢，确保脏腑之间的协调关系，有着极为重要的作用。胆气豪壮的人，剧烈的精神刺激对其所造成的伤害较小，且恢复也较快；胆气虚怯的人，在受到不良精神刺激的影响时，则容易形成疾病，出现胆怯易惊、善恐、失眠、多梦等精神异常的病变。如《灵枢·邪气脏腑病形》说："胆病者，善太息……心下淡淡，恐人将捕之。"由于胆气虚弱，则见心悸、多疑多虑、遇事不决、恐惧不安。对于这种病证的治疗，《素问·奇病论》说："有病口苦……病名曰胆瘅。夫肝者，中之将也，取决于胆，咽为之使。此人者，数谋虑而不决，故胆虚气上溢而口为之苦，治之以胆募俞。"

上段说的是胆虚证所见病症，但临床中胆实之证更多见。

肝胆相表里，肝主疏泄，胆主决断，如情志不遂，气机郁滞，则为善太息，两胁胀痛，胆汁上溢则为口苦。故《灵枢·胀论》说："胆胀者，胁下痛胀，口中苦，善太息。"临床中最常见的是小柴胡汤证。小柴胡汤出自《伤寒论》，是和解少阳的代表方。临床应用于往来寒热、胸胁苦满、默默不欲饮食、口苦等的治疗。故《灵枢·经脉》："是动则病口苦，善太息，心胁痛……汗出振寒，疟……"

另外，也有因胆经湿热所致胆经实证。如患者，女，56 岁。因反复发作右上腹疼痛半年余，伴心慌胸闷 1 个月而就诊，并伴纳呆、恶心、大便干、尿黄。血白细胞数 $12.6 \times 10^9/L$，中性粒细胞 0.80。心电图示：窦性心律，T 波改变。B 超示：慢性胆囊炎、胆结石。舌红苔腻，脉弦。

从中医学角度如何认识这个病呢？《灵枢·经脉》："胆足少阳之脉……以下胸中，贯膈……循胁里……其直者，从缺盆下腋，循胸过季胁。"《灵枢·经别》："足少阳之正……别者，入季胁之间，循胸里属胆，散之上肝贯心。"可见胆与心关系密切。只有胆的功能正常，疏泄调畅，精汁清净，心主血脉、主神明等功能才正常。反之，则导致心系疾病的发生。本例病案即是此类。四诊合参，患者舌红苔腻，脉弦，当为痰热之象。且患者心慌时出现纳呆、恶心、大便干等胃失和降之证，正属胆经痰热犯胃扰心，因此采用清热利湿祛痰之法。取太冲、期门、三阴交、阳陵泉、日月，泻法。治疗半个月后患者病情好转。

第二，经脉循行部位病症。

足少阳经是十二条经脉中循行路线最长，经过部位最多的经脉。上起眼外角，经过额角、耳后、发际、肋骨、肚脐、股骨大转子、髂前上棘、大腿外侧面正中线、腓骨、外踝、趾关节等。当胆经经气变动时就会出现相应部位的病证。下面用几则病案来说明。

病案一：蛛网膜下腔出血

患者，女，59 岁。7 天前劳动时，突发头痛，项强，恶心呕吐，在某医院经脑脊液、CT 检查诊断为蛛网膜下腔出血。经降低颅内压、止血、抗感染等治疗，病情稳定。遂邀中医会诊。症见：精神淡漠，头昏而痛，颈项强直，时有呕吐。近三天来每天下午发热恶寒，心烦不宁，时或谵语，大便 3 日未解，小便短赤。舌红苔薄腻微黄，脉弦细。

本病辨证为胆热内蕴，故用蒿芩清胆汤治疗。患者每天下午发热恶寒，心烦不宁，时或谵语，大便 3 日未解，小便短赤。舌红，苔薄腻微黄，脉弦细。从脏腑辨证为胆热内蕴不难理解。但

"头昏而痛，颈项强直"就不好理解了。头痛项强粗看貌似为太阳疏机不利，但这与少阳有什么关系呢？《灵枢·经脉》说："胆足少阳之脉……上抵头角，下耳后，循颈"。由此可知胆经痰热扰动经脉，也会出现头昏而痛、颈项强直。因此本案病症应为胆经痰热证。

病案二：颈项疼痛

患者素体怯弱，数天前劳动汗出受凉后生病，某医院以银翘散和布洛芬等中西药治疗，发热恶寒虽解，但仍颈项强痛，后枕部及前额疼痛。查舌淡苔薄白，脉浮。据此辨证为太阳中风，兼经气不利。治法为疏散风寒、通络止痛。但治疗3次后，患者虽然头项强痛减轻，但颈痛依旧。并且患者项强不得俯仰，两侧颈部痛不能左右转动，并有恶心、咽干之感。这是为什么呢？从足少阳胆经的循行路线可知，颈项不但是太阳经循行所过之处，也是少阳经循行所过部位，且结合患者其他症状，辨证为太阳少阳合病，故在前方的基础上加风池、太冲等和解少阳的穴位。治疗两次后，患者项痛止。

病案三：趾痛

患者，男，32岁。右足背外侧缘至第四、五趾疼痛数天，经摄X线片检查无异常发现。前医师据其扭伤史而用活血化瘀、理气止痛药治疗，并辅以理疗，疼痛不减。现在行走须借助拐杖，着地疼痛无比，伴口苦，恶心感，疼痛局部不红不肿，舌红苔薄黄，脉弦有力。

《灵枢·经脉》说："胆足少阳之脉……出膝外廉，下外辅骨之前，直下抵绝骨之端，下出外踝之前，循足跗上，入小指次指之间……"患者疼痛部位正合足少阳胆经循行，且患者伴有口苦、恶心等少阳见症，故辨证为少阳瘀血证。少阳经气运行不利，不通则痛，故治法为疏散少阳经气、活血通经。取侠溪、光明、太冲，侠溪点刺出血，余穴用泻法。治疗 2 次后，患者疼痛减轻。药合病机，故能药到病除。

附：足少阳胆经病候歌

是动口苦善太息，心胁疼痛难转移，
面尘足热体无泽。所生头痛连锐眦，
缺盆肿痛并两腋，马刀侠瘿生两旁，
汗出振寒阂疟疾，胸胁髀膝及胫骨，
绝骨踝痛入诸节。

附：足少阳经主要穴位主治歌

胆属奇恒六腑首，中精之腑清汁守，
胆为中正主决断，十一脏腑随之走。
瞳子髎穴消痛肿，口歪头痛目重重。
听会主治耳聋鸣，牙痛口歪下颌病。
率谷伤酒吐痰眩，偏头烦满急慢惊。
风池可祛内外风，清头明目头晕蒙，
五官眼鼻口耳喉，伤风热病及中风，
失眠健忘癫狂痫，头摇震颤颈项痛。
肩井行血引气降，乳痈乳闭刺之良，
难产中风高血压，肩背痹痛手臂僵。
日月降逆利肝胆，肝病胆石胆囊炎，
呕吐吞酸消黄疸。京门利水肾之募，
胁痛肠鸣胀满腹。环跳痿痹在腰腿，
股膝筋挛半不遂。阳陵泉穴主筋胆，
半身不遂肩周炎，痿痹落枕及脚气，
胁痛太息苦黄疸，惊风癫痫破伤风，
胆道蛔虫胆囊炎。光明主治目不明，

膝痛肢痿乳胀疼。阳辅偏头外眦疼，
腰间溶溶坐水中，胸胁下肢少阳痛，
瘰疬疟疾治有功。悬钟效佳在髓会，
落枕脚气身不遂。丘墟止痛利肝胆，
目赤目翳泻胆原，腋肿踝伤足内翻，
半身不遂筋前转，疟疾呕吐又吞酸。
窍阴泻胆疏肝气，偏头目赤耳喉痹，
胸胁胀痛连足背，梦魇咳逆又气急。

十四、足厥阴肝经

　　《灵枢·经脉》关于足厥阴肝经循行路线："肝足厥阴之脉，起于大指丛毛之际，上循足跗上廉，去内踝一寸，上踝八寸，交出太阴之后，上腘内廉，循股阴入毛中，过阴器，抵小腹，挟胃属肝络胆，上贯膈，布胁肋，循喉咙之后，上入颃颡，连目系，上出额，与督脉会于巅；其支者，从目系下颊里，环唇内；其支者，复从肝别贯膈，上注肺。"

　　译文：足厥阴肝经从足大趾背毫毛部开始（大敦），向上沿着足背内侧（行间、太冲），离内踝一寸（中封），上行小腿内侧（会三阴交，经蠡沟、中都、膝关），离内踝八寸处交出足太阴脾经之后，上膝腘内侧（曲泉），沿着大腿内侧（阴包、足五里、阴廉），进入阴毛中，环绕阴部，至小腹（急脉，会冲门、府舍、曲骨、中极、关元），夹胃旁边，属于肝，络于胆（章门、期门）；向上通过膈肌，分布胁肋部，沿气管之后，向上进入颃颡（鼻咽部），连接目系（眼与脑的联系），上行出于额部，与督脉交会于头顶。目部支脉，从"目系"下向颊里，环绕唇内。肝部支脉，从肝分出，通过膈肌，向上流注于肺，接手太阴肺经。

丛毛：指足大趾爪甲后方有毫毛处。

颃颡：鼻咽部，喉头以上至鼻后窍之间。

《灵枢·经脉》关于足厥阴肝经病候："是动则病腰痛不可以俯仰，丈夫㿗疝，妇人少腹肿，甚则嗌干，面尘脱色。是主肝所生病者，胸满呕逆飧泄，狐疝遗溺闭癃。"

㿗疝：小肠下坠于阴囊或腹股沟。妇女子宫脱垂古称"胞落颓"，亦属此类。

面尘脱色：面垢如尘，神色晦暗。

狐疝：阴囊疝气时上时下，像狐之出入无常。

足厥阴经内属于肝脏，故《灵枢·经脉》说："是主肝所生病者"。肝的主要生理功能是主疏泄。肝气的疏泄作用是调畅全身气机，使脏腑经络之气的运行畅通无阻。由于肝气的生理特点是主升、主动，这对于全身气机的疏通、畅达，是一个重要的因素。因此，肝气的疏泄功能，对各脏腑经络之气升降出入运动的协调平衡，起着重要的调节作用，对维持全身脏腑、经络、形体、官窍等功能活动的有序进行，也是一个重要的条件。肝气的疏泄功能正常发挥，则气机调畅，气血和调，经络通利，脏腑、形体、官窍等的功能活动也稳定有序。

肝经疏泄功能失调最常见的是肝气郁结和肝气上逆。

肝气的疏泄功能，能调畅气机，因而能使人心情舒畅，既无亢奋，也无抑郁。当肝气郁结时就会表现为闷闷不乐、悲忧欲哭等情志失常疾病。肝失疏泄所致情志疾病多出现在女性。年轻女性多因忧思过度或遇不愉快的事情而情志抑郁，在临床中，对于这种疾病多着重调理肝气。如赵献可《医贯·郁病论》说："予以一方治其木郁，而诸郁皆因而愈。一方曰何？逍遥散是也。"肝失疏泄也常常出现在更年期女性身上，但此类肝气郁结是在肝血虚的基础上产生的，故治疗上多用滋水清肝汤加减治疗。

另外，肝失疏泄表现为肝气上逆。肝气的疏泄功能太过，常因暴怒伤肝，或气郁日久化火，导致肝气亢逆，升发太过，称为

"肝气上逆"，多表现为急躁易怒，失眠头痛，面红目赤，胸胁、乳房走窜胀痛，或使血随气逆而吐血、咯血，甚至卒然昏厥。肝气上逆常见病有眩晕、头痛、中风等。对于肝气上逆病症，个人认为张锡纯先生论述得最为精彩。在《医学衷中参西录》中关于中风的论述中，张锡纯认为中风当分为脑充血和脑贫血。脑充血即《素问·调经论篇》说的"血之与气，并走于上，则为大厥"，脑贫血即"脑为之不满"。关于肝气上逆将在各论眩晕、头痛、中风等疾病中论述。

关于足厥阴肝经其他病候，将根据《灵枢·经脉》有关内容进行阐述。

第一，妇科病。

与肝经关系最为密切的疾病当为妇科类疾病。中医学认为"女子以肝为先天"，且肝经"抵小腹"，此为胞宫所在部位。足厥阴肝经交会于冲任二脉，冲为血海，任主胞胎，与妇女经、带、胎、产关系密切。若肝经经气变动影响到冲任，就会导致经、带、胎、产诸多疾病。

1. 虚证

女子以血为本，若肝失疏泄，肝不藏血，冲任不充，气血不足，则月经不调，甚则闭经或不孕。如《针灸甲乙经·妇人杂病》卷十二："血闭无子，不嗜食，曲泉主之。"由于肝失条达，血气虚损而致闭经不孕，食欲不佳，取足厥阴肝经之合穴曲泉治疗。

2. 实证

肝气郁结多产生情志方面的疾病，但是肝气郁结也常表现在妇科类疾病上。肝气郁结，则冲任不调而致月经不调、闭经、不孕等症。《傅青主女科》说："妇人有怀抱素恶，不能生子者，人以为天心厌之也，谁知是肝气郁结乎。"妇女由于长期情绪抑郁，肝气不畅，经气闭塞，冲任之血不能濡养子宫则不能怀孕。

3. 湿热证

肝经湿热之证，需从龙胆泻肝汤说起。该方出自《医方集解》，由龙胆草、栀子等清肝热药物和泽泻、木通等利湿热的药物组成，用于治疗肝经湿热下注，所见阴肿、阴痒、小便淋浊、妇女带下黄臭等病症。另外，由于足厥阴肝经"循股阴入毛中，过阴器，抵小腹……布胁肋，循喉咙之后，上入颃颡，连目系"，故《医方集解》说："治肝经实火，湿热，胁痛，耳聋，胆溢口苦，筋痿，阴汗，阴肿阴痛，白浊溲血。"所以本方对于肝经湿热之妇科疾病疗效显著，对于肝经循行其他部位疾病，如男科前阴病、眼病、耳病等疗效也非常好。

第二，腰痛。

中医学认为，"腰为肾之府"，故对于腰痛的治疗上，多从肾考虑，尤其是虚证更是大用补肾之法。但为什么《灵枢·经脉》在讲到足厥阴肝经的病候时会提到腰痛呢？

足厥阴肝经之支脉与别络和足太阳、少阳之脉同结于腰骶下的上髎、下髎之间，足厥阴肝经经气变动时，就会引起腰部疼痛、强直、转动困难等。如《张氏医通》说："肝气不条达，睡至黎明，觉则腰痛，频欲转侧，晓起则止。"经气流注于丑时旺于肝经，肝气不足，肝失条达，经气运行不畅，从肝经流注于肺经之时，肝血不足，筋骨失养，则出现腰痛等。

另外，肝肾同源，肝主疏泄而代肾行其精津，因"腰为肾之府"，故腰痛亦能治以疏肝养肝。

第三，筋病。

肝主筋，筋附于骨，主司肢体运动。肝气充盛，肝血精气充养于筋，则筋膜得到滋养，才能维持机体的正常活动。如果厥阴经气变动，肝脏受累，影响其主筋的功能，则导致筋急拘挛、抽搐、震颤、筋痿等。如《灵枢》说："足厥阴气绝则筋绝，厥阴者肝脉也，肝者筋之合也，筋者聚于阴气，而脉络于舌本也，故脉弗荣则筋急，筋急则引舌与卵，故唇青舌卷卵缩则筋先死。"足厥阴之脉属肝，肝主身之筋膜，该经经气衰竭则筋失所养，筋脉拘急，则舌卷而短，在下为阴囊抽缩等症。

第四，呃逆。

《灵枢·经脉》说："肝足厥阴之脉……抵小腹，挟胃……复从肝别贯膈……"。故该经穴位可以治疗呃逆等脾胃系统疾病。下面以一则病案来说明问题。

病案

患者，男，81岁。既往有冠心病、糖尿病病史。患者与家人争吵后突发呃逆不止，伴右侧胁胀满，饮食难进，痛苦难当。舌淡暗，苔薄白，脉弦。

本案为呃逆症，辨证为肝气犯胃，要点有：①病起于郁怒；②肝经"布胁肋""挟胃属肝"，有胁肋胀满。故治疗上采用疏肝和胃的办法，取太冲、日月、膻中、中脘、足三里，用泻法。结果患者呃逆很快就缓解了。

附：足厥阴肝经病候歌

是动腰疼俯仰难，男疝女人小腹肿，
面尘脱色及咽干。所生病者为胸满，
呕吐洞泄小便难，或时遗溺并狐疝，
临证还须仔细看。

附：足厥阴经主要穴位主治歌

肝主疏泄其气升，藏血舍魂怒为情，
体阴用阳为刚脏，主目合筋体皆轻。
大敦治疝阴囊肿，癫狂脑衄破伤风，

阴挺尿血及血崩，便秘淋证调阴中。

行间清肝泻火功，中风癫疾及痪疯，

头眩鼻衄目赤肿，经多痛经阴中痛，

腹胀呃逆胁腿疼，癃闭疝气便淋证。

太冲理气息肝风，疏肝解郁三部逢，

头痛眩晕目肿痛，面瘫咽痛儿惊风，

癫痫鼻塞舌出血，胁痛黄疸呕泄泻，

疝气遗尿及闭癃，卵缩乳闭又乳痛，

偏瘫足痿下肢肿。蠡沟清热调肝经，

阴痒为长月经病，阳强阳痿卵肿痛。

章门消胀健脾胃，胁痛痞积饮食废，

腹胀黄疸泄水肿，腰痛痞块精神萎。

期门疏肝降逆气，咳喘上气奔豚疾，

热入血室刺有功，胁胀疟疾吞酸逆。

十五、奇经八脉总论

任督二脉及其相应的奇经八脉有着怎样的关系呢？

首先来看看什么是奇经八脉。奇经中的"奇"含"离奇、异"的意思，是指奇经不同于十二经脉，它们既不直属于脏腑，又没有表里配合关系，甚至除了任督二脉外的其他奇经都是寄附于十二经脉之上的，是"别道奇行"的经脉。人体中的十二经脉就像自然界中的十二经水，而奇经八脉则相当于自然界中的各大湖泊，起着调节气血，溢蓄十二经脉气血的作用，因此《难经》把正经比作沟渠，奇经比作湖泽，正经之气隆盛则溢于奇经，不足则奇经灌注正经。

总的来说，女性的经、带、胎、产、乳疾病多从任、督、冲、带四条经脉着手，里证多从阴维脉论治，表证多从阳维脉论治，运动功能失调、神志病多从督脉、跷脉入手。

奇经八脉中最具特点的是"一源三歧"，即任、督、冲三脉同出于胞宫后各自行于不同路线。其中任脉行于人体前正中线，督脉行于人体后正中线，冲脉行于胸腹第一侧线，交会于足少阴经。且这三条经脉对于人体的生理病理作用是最重要的。

十六、 督脉

督脉起源于胞宫，从会阴部出来后，沿着脊柱里面上行，在项后的风府处进入颅内，并由项沿头部正中线，经头顶、额头、鼻子、上唇，最后达到上唇系带处。其中有一条分支从脊柱里面分出来，络于肾；另有一条从小腹内分出，直上贯肚脐中央，向上贯心，并继续向上到喉咙、下颌、口唇，最后达到两眼下方正中。

"督"有总督、统率的意思。在经络学说中，督脉为"阳脉之海"，具有调节全身阳经气血和反映脑、髓和肾的功能。因此《素问·骨空论》说："督脉为病，脊强反折……女子不孕，癃痔遗溺嗌干。"这是督脉病的辨证提纲。从中可以看出督脉穴位主要治疗与运动功能失常，泌尿、生殖和消化系统有关的疾病。

在临床中运用督脉治疗疾病的案例很多。下面举两个例子来说明。

病案一

患者，男，60岁，5年前行胃癌切除术。近1年来时常感觉腹部胀满，尤其是饭后，大便经常干燥，小便排出不爽，脊背常常感觉冰凉，面色萎黄无光泽，舌苔黄腻，中有剥象，脉细弦。曾在中医门诊治疗，效果不佳。

按：患者为老年男性，且有胃癌切除术史，身体素弱，"久病多虚"，且患者舌苔黄腻，辨证为虚实夹杂，寒热兼有。根据"督走背，主一身之阳；任走腹，主一身之阴"的理论，取命门、肾俞、腰阳关、百会、中脘、大肠俞，以温阳升清，调气降浊。治疗1个月，顽疾消失。

病案二

患者，男，48岁。8年前行结肠癌切除术后，身体恢复情况良好。但半年后，出现腰骶部疼痛，程度中等，并偶有向下肢放射感，以为是"坐骨神经痛"。在当地行针刺、推拿及服用镇痛药等治疗，病情不但没有好转，且疼痛有加重趋势，并出现晨僵，腰部活动受限，胸廓活动也减少。在省人民医院诊断为"强直性脊柱炎"，通过非甾体抗炎药、抗风湿药及糖皮质激素治疗后，病情没有恶化趋势，但患者活动受限。为求中医治疗，来到针灸门诊。详细查看患者病情后，认为患者为手术后气血大伤，损及下元，督脉亏虚。督脉为"阳脉之海"，主全身之总督，督脉虚则主运动功能失常。治疗上选择隔姜灸的方法。患者俯卧后，在腰背部督脉循行线上，每隔1指宽放一姜块，艾灸，并嘱咐患者多做运动。经过两个月的治疗后，患者能够自己穿衣和起坐。

另外，督脉除了在临床中指导疾病的治疗之外，在药物归经方面也有广泛的运用。比如《奇经八脉考》转载王海藏的理论说："督脉病，脊强而厥，宜用羌活、独活、防风、荆芥、细辛、黄连、附子、乌头、苍耳之类。"叶天士《临证指南》说："鹿茸壮督脉之阳，鹿胶补督脉之血。"

十七、任脉

任脉也是起于胞宫，从会阴出来后，沿着腹部和胸部正中线上行，到咽喉部后，上行至下颌部，环绕口唇，沿面颊，到达目眶下。它的分支从胞宫分出来后于冲脉相并，行于脊柱前面。

"任"有担任和妊养的意思。任脉被称为"阴脉之海"，具有调节阴经气血的作用。《太平圣惠方·卷一》说："夫任者，妊也，此是人之生养之本。"任脉起于胞宫，与女子月经来潮及妊养、生殖功能有关。因此，《素问·骨空论》说："任脉为病，男子内结七疝，女子带下瘕聚。"这是任脉病的辨证提纲。其概括了泌尿、生殖疾患为主的下焦病变，如尿频、遗尿、小便失禁、癃闭、男子疝气、遗精、阳痿、早泄、女子带下、崩漏、月经不调、腹部肿块、不孕等。

对于任脉病的治疗，在治法上多采用调理三焦、宽胸和胃之法，胸部以针为主，腹部以灸为主或针灸并用，虚补实泻。下面以一则病案说明这个问题。

病案

李某，女，23岁，自诉怀孕3个月，腹大倍常，动红腹痛，继下葡萄胎形，至当地医院做刮宫术。半月连施手术2次，经血渐净。后半月复查人绒毛膜促性腺激素（HCG）阳性，谓葡萄胎未净，嘱其再行刮宫术。患者系新婚后第一胎，颇有顾虑，不同意再做手术，乃至我处求治。时已月余。查尿HCG仍阳性，腹部平平，纳食稍差，余无不适。余思中医妇科似无此病治法，夜暮翻阅文献，见《叶氏医案存真·卷三》有一案：漏下如卵形，谓任脉为病，治以血中宣气。乃仿其法，治疗5次后复查尿HCG已阴性。之后再查尿HCG仍为阴性。嘱其暂时避孕。2年后竟获一子。

按：葡萄胎为非正常胎孕，乃任脉血损，水气互结，瘕聚成形。治以血中宣气，祛其结聚，以恢复任脉功能。

另外，医家在阐释药理时也常常会用到任脉。傅青主在其《傅青主女科》书中写道："山药、芡实专补任脉之虚，又能利水，加白果引入任脉之中。"此外，近现代著名妇科专家朱小南在其《朱小南妇科经验选》中总结前人的经验说："补任脉之气：鹿茸、覆盆子、紫河车；补任脉之血：龟甲、丹参；固任脉：白果。"自刘元素创立"药物归经"理论后，中医大家们对药物的功效的阐述越来越完备和简练了。

十八、冲脉

冲脉从会阴出来后，在气街处与足少阴经相并，挟脐上行，并与胸、喉咙、口唇、目眶、督脉等有联系。女子以血为用，以肝为先天，而冲脉能"通受十二经气血"，被称为"血海"。因此冲脉的功能主要与女子月经和孕育有关。但"冲"有要冲的意思，正如《素问·骨空论》说："冲脉为病，逆气里急。"因此，胸痛、胸闷、气上冲心、呼吸不畅等可通过冲脉进行治疗。

有个患者，因为受到排挤，没到退休年龄，他就不得不提前退休了。退休后心情郁闷，常常独坐家中生闷气。就诊前的2个月，开始感觉有一股热气从小肚子向上冲，直到咽喉处。发作的时候，非常难受和恐惧，且感到耳鸣，两目发干、发热，额头冒汗，但热气上冲的感觉消失后又没有任何不舒服的感觉。在医院按神经症治疗，效果不好。后经人介绍后，来到中医门诊求治。患者平常也时常感到耳朵响，口干，饭量尚可，但是大便有点干，舌暗红有瘀斑，脉弦细。

《金匮要略方论》指出："奔豚病从少腹起，上冲咽喉，发作欲死，复还止，皆从惊恐得之。"因此毫无疑问，这是一个奔豚病患者。冲脉起于小腹的胞宫，这正合奔豚病的发作部位，且"冲脉为病，逆气里急"。因此，奔豚病就是冲脉之气上冲导致的。肝肾同源，且冲脉合于足少阴肾经。患者为老年男性，肝肾阴虚，肝阳上亢（且有高血压病病史10余年），加之患者心情抑郁，郁而化火，故肝阳之气夹冲脉之气上冲，导致奔豚病。要平冲逆之气，当用镇肝潜阳、平冲降逆之法。

十九、带脉

带脉起于季胁部，像一条皮带一样环绕在腰腹部。"带"有约束的意思。带脉主司妇女带下，因带脉亏虚，不能约束经脉，多见妇女带下量多、腰酸乏力等病症。故《傅青主女科》说："夫带下俱是湿证，而以带下名者，因带脉不能约束而有此病。"带脉病，实证多见湿热带下，肢体寒湿痹痛；虚证多见久带不愈，月经不调，腰腹弛缓无力。在治疗上多采用清热利湿、调经止带之法，针灸并用，虚补实泻。

二十、跷脉

跷脉分为阴跷脉和阳跷脉。阴跷脉起于足少阴经照海，合于足少阴经；阳跷脉起于足太阳经的申脉，合于足太阳经。二经在目内眦处会合。"跷"有轻健跷捷的意思。《太平圣惠方·辨奇经八脉法》说："夫跷脉者，捷疾也，言此脉是人行走之机要，动作之所由也，故曰跷脉也。"对于跷脉病的辨证提纲，《难经·二十九难》："阴跷为病，阳缓而阴急""阳跷为病，阴缓而阳急"。

但跷脉还有司眼睑开合的作用，如《灵枢·寒热病》说："阴跷、阳跷，阴阳相交……交于目锐眦，阳气盛则瞋目，阴气盛则瞑目。"所以阴跷脉、阳跷脉有司眼睑开合的功能，跷脉有病则目不合。在临床中常常通过跷脉的这一功能来治疗眼部疾病。如承小敏等在《以"奇经病"辨治杂病的经验》中记载了一个病案：患者左上眼睑下垂已 8 个月，起先尚轻，觉抬眼皮较累，后至眼皮只能抬之半起，平视时两眼明显大小不一，头颅 CT 平扫未见异常。给予扩血管、营养神经之剂及新斯的明等治疗，见效甚微。后又求助于中医。服用补中益气汤等 1 个月，眼睑仍有下垂。刻诊患者面色少华，左上眼睑下垂，但未遮及瞳仁，怕冷少动，纳食及二便正常，舌边有齿痕，苔薄白，脉沉细。辨证为阳跷脉虚，目开不利，治以温阳通络之法，并嘱患者适当活动四肢。治疗半个月，眼睑较前略起，前后总共治疗 3 个月，左眼皮已能正常抬起。

二十一、维脉

阴维脉起于三阴交，合于足太阴脾经；阳维脉起于外踝下，合于足少阳胆经。"维"，有维系、维络之意。《难经集注·二十八难》说："阳维者，维络诸阳，起于诸阳会也；阴维者，维络诸阴，起于诸阴交也。"阴维脉在循行过程中与足三阴经相交会，并最后合于任脉；阳维脉在循行过程中与手足三阳经相交，并最后合于督脉。因此，阳维有维系、联络全身阳经的作用，阴维有维系、联络全身阴经的作用。

《难经·二十九难》说："阴维为病，苦心痛""阳维为病，苦寒热"。这是阴维脉病、阳维脉病的辨证提纲。

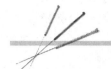

第四章
脏腑气血津液辨证

一、虚证总论

　　说到"虚证"，不得不提一提我在男科门诊实习的经历。男科有很多阳痿、早泄、不育等患者。记得有好几次，二三十岁的男性朋友来门诊看病，进门后他不管三七二十一就直接跟我的老师说自己肾虚了，给他开点鹿茸、海马、熟地黄、淫羊藿这类的药物。老师问他哪儿不舒服时，他只一个劲地强调自己肾虚。老师问他怎么知道就是肾虚了，他会很利落地说自己最近腰痛，房事也没以前好。等到老师详细问完病史、看了舌摸了脉后，告诉他这不是肾虚，而是平常喝酒应酬太多，导致湿热内结下焦而出现这些症状。给这些患者开完清热利湿的方子后，他们仍会怀疑地问句"医生，我这真的不是肾虚？"

　　每次遇到这样的患者，只能感叹老百姓对中医学知识的缺乏。因此作为一名中医师一定要搞清楚什么是"虚"！

　　中医学的"虚"和"实"是一个相比较而言的病机概念，离开了"实"就无所谓"虚"了；离开了"虚"，"实"也就无从说起了。疾病产生的原因最基本的是人体内抗病的正气（阴阳、气血、津液、精髓等）与致病的邪气（外感六淫、痰饮水湿、瘀血虫积等）相互争斗，直到分出胜负。当正气在这场战争中损失惨重，打不过邪气了，或者虽然战胜了邪气但自己也损失殆尽了，患者感到虚弱、衰退、不足的状态，就叫作虚证。正如《素问·通评虚实论篇》所说："邪气盛则实，精气夺则虚。"

"虚"一般常见于那些常年体质虚弱、年老之人久病、疾病进展缓慢迁延的患者。因此，《难经·四十八难》有"出者为虚""缓者为虚"的说法。形成虚证的原因分为先天因素和后天因素，但大多是后天起居饮食不当或疾病久治不愈产生的。

人是一个脆弱的生命体，每时每刻都需要从大自然中获取营养物质，才能保证正常的生命功能和维持正常的工作、生活、学习。因此虚证的产生总不离这两个方面：吸收的营养少了，消耗/耗损的营养多了。①吸收的营养少了。缺钱缺粮的年代，很多人骨瘦如柴，这种营养不良可以叫作"虚"；还有一些减肥的女孩，她们每天几乎都不吃东西，这种也是"虚"，而且比没得吃而营养不良的更危险。上面说的两种"虚"是吃得少导致的。还有一种是每天都吃，但就是吃不下，或者吃的东西都随着大便完完整整地排泄掉了，这种是吸收不良导致的"虚"。②消耗/耗损的太多。这类"虚证"种类比较多，概括起来可以分为这么几大类。一是脏腑津液亏虚。如思想负担重、过度劳累、悲伤恐惧而暗耗气血营阴；房事过度、妇女生育过多而耗损肾精元气；或大吐、大泻、大汗、出血、失精使阴液气血耗损；或患病过程中失治、误治等因素，均能使阴精阳气受损而致"虚"。二是经络功能失调。《灵枢·本脏》说："经脉者，所以行血气而营阴阳，濡筋骨，利关节者也。"这说明经络具有运行气血、营养周身而使人体达到"阴平阳秘，精神乃治"的作用，且经络有"内溉脏腑，外濡腠理"（《灵枢·脉度》）的功效。因此，当经络功能失调时也会引起人体阴阳、气血、津液、精髓等正气亏虚而成"虚"证。

上段说的是"虚"证的概念和常见病因，下面将着重介绍一下如何使用针灸治疗"虚"证。

在谈"虚"证的治疗方法前，先来了解一下针灸的基本治疗原则。《灵枢·经脉》说："盛则泻之，虚则补之……陷下则灸之，不盛不虚以经取之。"即实证采用泻法来治疗，虚证采用补法来治疗，气虚下陷用艾灸来温补，如果脏腑、经络的虚实表现不明显时就采用平补平泻来治疗。这是针灸治疗总的原则，相当于方剂里的"汗、和、下、消、吐、清、温、补"八法。

那么，具体如何操作才是"补法"呢？针刺补法主要是通过针刺手法的补法、穴位的选择和配伍等来实现的。下面列出一个病例便于大家理解。有天诊室刚开门，就来了个三十六七岁的女性，左手叉着腰，一瘸一拐的，嘴里哼哼地走进诊室。一看就知道这是个急性腰扭伤的患者。患者说大前天早上起来后去搬煤球，起身时不知怎么扭了一下，腰就痛起来了，走路、睡觉都不行。挨了两天了也不见好。通过检查她的腰部及询问既往情况、观舌切脉，辨证为肾阳虚夹瘀血内阻。除了活血通经的穴位外，因为患者有明显的肾虚表现，就给她加了肾俞。肾脏的元气能输注到肾俞，因此肾俞可以温补肾气，为补肾的常用穴位，体现了选穴的"虚则补之"的原则。另外，针刺肾俞得气后，又用了捻转补法2分钟左右，然后加用温针灸20分钟左右。温针灸也是用的温补方法。这个患者针灸了3次后疼痛感就不明显了。

总的来说，虚证多取任脉、督脉、三阴经穴和背俞穴，如取气海、关元、神阙、百会、足三里、三阴交、太溪、背俞穴等。手法上多以补法为主，并可适当配合温灸法。但是需要注意的是，阴虚火旺的人不适合用灸法。

行针要采用补泻手法，这样效果才会好。并且在临证中确实取得了立竿见影的效果。因此，想做个纯正的针灸师，扎针时就得要有补泻手法。

二、气虚证

有句话叫"人之一身，一气主之"，因此"气"在中医学里有着非常特殊的意义。中医学里讲的"气"有结构性的概念也有功能性的概念，但在临床中讲"气"的问题都是指气的功能问题。

气虚就是因为人体内气不足，气不能充分发挥它的功能，而导致人体生命活动出现异常情况。比如说老感觉气不够用，全身没力气，容易疲劳，没精神等。

为什么会出现气虚呢？一般来说，可以把气虚的原因概括为先天不足和后天失养。先天性的气虚大多是因为母亲怀孕时身体虚弱或者生了病，胎儿无法获取足够的营养，等到出生后身体就会比较虚弱，体质就不好。后天失养导致的气虚包括进食过少、营养无法充分吸收、消耗太多入不敷出等。

一般习惯把气短、乏力、神疲、脉虚四大症作为诊断气虚证的基本依据，但是气虚的表现远非这些。比如说气虚导致脏腑功能衰退了，就会出现声音低微；气能推动血液运行于头面，气虚推动无力，就会出现头晕、眼花这些表现；"劳则气耗"，活动劳累后上述气虚症状就会加重。因此常常见到气虚患者"能坐着就不站着，能躺着就不坐着"。另外，气虚还有一些特殊的表现。比如感到气坠，或者脏器下垂是气陷的表现；如果常常有出汗、流涎、大便失禁、遗尿、小便失禁、遗精、早泄、滑胎等表现的称之为气不固摄。

对于气虚的治疗常常采用补益元气、健脾升提的治疗方法，针刺手法以补法为主。穴位一般选取气海，因为《针灸资生经》说："气海者，盖人之元气所生也。"《新铸铜人腧穴针灸图经》也说气海主治"脏气虚惫，真气不足，一切气疾久不瘥。"因此，对于各脏腑气虚都可选用气海培补元气、回阳固脱。

中医学理论认为，人体是一个以五脏（心、肝、脾、肺、肾）为中心的整体。不同的脏腑在气虚的情况下，会有不同的反应。现在就来具体看看各脏腑气虚的表现。

（一）肺气虚

绝大多数人都知道肺跟气的关系是非常密切的。事实上，从中医学理论来说也确实是如此。《素问·五藏生成》就说过："诸气者，皆属于肺。"肺通过宣发和肃降作用而主管呼吸和一身之气的生成和运行。当肺气不足时，就会感到呼吸时气不够用，讲话声音低，没力气，也懒得活动。对于肺气虚的患者针灸取穴除了气海之外，也可以选太渊。太渊从文字意思来说，"太"是大、极的意思，"渊"是深涧的意思，同时太渊也是手太阴的原穴。因此太渊就像一条很深的山涧一样，肺经的气源源不断地从这里涌出来。在临床中常常针刺这个穴位以达到补肺气的目的。

（二）脾气虚

"脾为后天之本，气血生化之源"，因此，脾与气的关系也是非常密切的。

在中医学理论中，任何食物要转化成营养物质都需要通过脾的运化功能来实现。《灵枢·营卫生会》说："人受气于谷，谷入于胃，以传与肺，五脏六腑，皆以受气。"因此将脾称为生化之源。如果脾的运化功能失常，饮食水谷就不能转化成人体所需要的营养物质，从而影响全身气的生成，所以就有"故谷不入，半日则气衰，一日则气少"的说法。

当脾气虚弱不能行运化功能时，就会出现面色萎黄、少气懒言、食欲差、大便稀、四肢乏力，甚至出现吐血、便血等"脾不统血"的情况。因此，需要针刺补脾益气的穴位。脾俞和太白都是常用的补脾益气的穴位。

有个病叫脱肛，西医学叫直肠脱垂。得这个病的人大多是一些脾气亏虚的，用中医专业术语叫"气虚下陷"。治疗这个病需补中益气，培元固本。但补中益气的主穴并不是脾俞或太白这两个补脾气的穴位，而是百会。百会位于巅顶，针灸并用能使阳气旺盛，有升阳举陷的作用，这体现了"急则治标"的原则，且临床效果也非常满意。

三、血虚证

说到血虚证，就不得不提一提贫血。因为很多初学中医的人或者那些对中医一知半解的人说到血虚证，就会想当然地把它等同于贫血。其实血虚证和贫血是两个完全不同的概念。

贫血是西医学的概念，是指血液中的红细胞和血红蛋白低于正常水平。很多贫血的患者会有头晕眼花、食欲不振、恶心、腹泻、面色苍白等不适的表现，但是这些并不是贫血所特有的症状。因此，要确定是不是贫血必须通过实验室检查才能知道。而血虚证是中医学的一个病症，通过望闻问切就能够确诊。血虚证患者多表现为面色萎黄、口唇色淡、头晕、心悸、心烦失眠、手足发麻、肌肤干燥、舌淡、脉细弱。事实上，血虚的患者验血不一定贫血，而贫血的患者也不一定辨证为血虚证。所以要正确对待血虚证和贫血。

弄清楚了血虚证和贫血的关系后，下面具体来看看血虚证的基本情况。

血虚证最大的特点就是"白"——面白、唇白、舌白、眼睑白。因此，血虚证的辨证依据可以归纳为身体虚弱，以肌肤黏膜的颜色淡白、脉细为主要表现。

血虚证"白"的原因大体上可以分为两大类。第一大类是血液生成不足。很多缺衣少食的人、节食的人、慢性疾病不能进食的人容易发生血虚；《黄帝内经》说："脾胃为气血生化之源"，因此脾胃的功能出现问题也容易导致血虚。另外，还有一种特殊的血液生成不足的原因，就是"瘀血不去新血不生"，即瘀血停留在脉络中，使血液运行障碍，从而影响血液的生成。第二大类是血液损失太多。最容易理解的是各种出血，如呕血、便血、咳血、外伤出血、手术出血等，这类血虚证病因明确且易理解，所以大多数人都能记住。但像久病、大病之后，或者操劳、思虑太多导致的血虚证，很多人就不太容易记住和重视它，这类血虚证在临床中更常见，老年人和情绪忧虑的女性，以及经常从事脑力劳动的人，很多都可以辨证为血虚证。另外，人体中的寄生虫有时也会导致血虚证，因为这些虫子在肠子里，为了生存会跟人体抢血液等营养物质，时间久了就会导致血虚证。

在临床中，尤其是中医内科里，所说的血虚证大多是指心血虚和肝血虚。

心血虚除了血虚"白"的表现外，它可作为与其他脏腑血虚相区别的表现主要是心悸、健忘、失眠多梦等。对于心血虚的治疗以养心血为主。针刺穴位可以取心俞。

肝血虚也是临床常见的血虚证。中医学里有"肝，在体合筋，其华在爪，在窍为目"的说法，因此常常将头痛眩晕、两目干涩、肢体麻木和肌肉跳动等这些临床表现归为肝血虚。对于肝血虚的治疗，常常选用肝俞和太冲。肝俞是肝经的背俞穴，是肝脏之气输注到背部的穴位。该穴内对肝脏，因此可以用来调肝柔肝、养血补肝。太冲是肝经的原穴，是脏腑元气经过和停留的部位。刺激这个穴位可以激发肝脏的生理功能，《灵枢·九针十二原》说："五脏有疾也，当取之十二原。"因此对于肝经虚证，选用太冲再合适不过了。

对于皮肤病辨证为"血虚生风"者，在治疗上，按理说应该是养血祛风。但皮肤病大多是局部病变，因此在临床中针灸治疗多为疏风清热。通过补泻手法或点刺出血，使局部气血宣通，血分郁热解除。常用穴位为风池、大椎、皮损局部。

四、阳虚证

在中医学理论里，人体的生理功能和病理变化都可以用"阴阳"来阐述。中医学强调人是一个整体，而这个整体则是阴阳对立统一的结果。阴阳的此消彼长、相互作用促成了人体生命活动和病理变化。对阴阳作用概述得最精当的话出自《素问·阴阳应象大论》："阴阳者，天地之道也，万物之纲纪，变化之父母，生杀之本始，神明之府也。"

在中医学里，凡是表现为温热的、明亮的、兴奋的都归属于阳。因此，很多补阳的药都是温热性质的，比如淫羊藿、巴戟天、附子等。而表现与阳相对立的就属于阴了。

"精气夺则虚"，因此阳虚是指阳气不足或亏损，人体因而失去温养，突出的特点是"冷"——四肢冰凉怕冷，这也是阳虚的辨证要点。导致阳虚的原因很多，常见的有房事过多耗损肾阳，长时间的生病使阳气亏虚，老年人生命规律的原因所致的命门火衰，过度服用苦寒的药物，等等。

阳虚时机体失去阳气的温煦，不能抵御阴寒之气，从而出现畏冷肢凉等一派属虚、属寒的症状。这就好比一口锅，若锅底没有火的加热，锅里的水永远只是冷水。在人体，如果阳气虚不能蒸化水液，肠道的水液无法被吸收，寒冷的水液刺激肠道过度蠕动而使大便稀溏，肾内的水液不能蒸腾汽化，水液只能从小便而出，使小便清长。

除了阳虚可有"冷"的表现外，外感寒邪等实寒也以"冷"为主要表现。那么，虚寒与实寒如何区别呢？一般来说，体质虚弱或病后虚弱而表现为"冷"的人，面色多白，脉多虚、缓，添衣加被或取暖后寒冷的症状能缓解，这类人多属于虚寒；实寒是外感寒邪所致的，因此这类患者多有受凉、淋雨、饮冷等经历，怕冷特别厉害，多穿衣服也不行。另外，"寒性收引""寒主凝滞"，外感寒邪的人多有疼痛的表现和皮肤、筋脉收缩和拘急的表现。

很多脏器组织都会有阳虚的表现，但临床中常见的是心阳虚、脾阳虚、肾阳虚和胞宫虚寒。各脏腑阳虚的临床症状，可分为两个方面，一是"冷"，二是本脏腑证候。

在选穴上多取关元、命门等穴位，采用针刺补法，或隔姜或附子灸法。

（一）肾阳虚

首先来说说肾阳虚，它是临床最常见到的，也是人们所熟知和关注的阳虚证。①肾为"先天之本"，主骨，而腰为肾之府，肾阳虚则失去温煦的功能，故见腰膝酸冷、疼痛；②肾主生长发育，小孩肾阳虚的话容易出现五迟（站迟、语迟、行迟、发迟、齿迟）和五软（头软、项软、手足软、肌肉软、口软），成年人则出现早衰；③肾主生殖，肾阳虚衰时，性功能就会减退，会引起性欲减退，男性容易发生阳痿、早泄、滑精，女性则容易出现宫冷不孕；④肾主脏腑气化，肾阳虚气化失职，故小便频数清长，夜尿频多。火不暖土则容易出现五更泄泻。

概括起来，肾阳虚主要表现为"冷"和与肾生理功能失常有关的临床表现。

对于肾阳虚的治疗，治疗上需温补肾阳、化水纳气，针灸并用，以灸法为主，采用补法。在取穴上多以足少阴、任脉和有关背俞穴为主，比如关元、肾俞、命门等穴。

（二）脾阳虚

脾主运化食物，位居中焦。因此，脾阳虚主要表现为饮食和腹部异常。脾阳虚运化失职，水谷进入消化道后无法消化吸收，就会出现食少腹胀、大便稀，甚至大便呈水样；阳虚则阴寒内生，寒主凝滞，不通则痛，故胃脘冷痛，程度轻，喜温喜按；脾主运化水液，脾阳虚水湿不化，聚于肠道则泄泻，溢于肌肤则肢体浮肿。

脾阳虚的辨证依据主要是食少、腹胀腹痛、大便稀溏与虚寒症状共见。

脾阳虚的治疗，主要是温运脾阳，针灸并用，以灸法为主，采用补法。取穴上多为关元、脾俞、足三里。

有位女性患者，主诉从小就特别怕冷，四五月份了，别人都穿单衣了，她还得穿两件衣服。最近两年，又出现了拉肚子的毛病，稍微吃点凉东西、吹点凉风就会拉肚子。吃饭不香，而且老感觉腹部凉。因此感到非常苦恼。根据中医的辨证，考虑该患者是脾阳虚。建议她每天晚上睡觉前用艾条灸灸足三里。大概过了一个月，患者诉现在拉肚子的现象少了很多，手脚也没那么怕冷了。

（三）心阳虚

从中医学理论来说，心阳虚的患者除了有畏冷肢凉的表现外，还会有心慌、胸闷和气短的表现。在治疗上多取手少阴心经穴和背俞穴。心阳虚患者多见于心脏病心力衰竭的患者。

（四）胞宫虚寒

胞宫，中医学又名子宫，但这个子宫跟西医学里讲的子宫不能完全等同。中医学讲"任主胞宫"，这里的"任"指的是任脉。正如《太平圣惠方·卷一》所说："夫任者妊也，此是人之生养之本。"任脉起于胞宫，与女子月经来潮、妊娠和生殖功能有关。《素问·骨空论》说："任脉为病，男子内结七疝，女子带下瘕聚"，这是任脉病的辨证提纲。其概括了以胞宫为主的下焦病变，如女子带下、崩漏、月经不调、不孕等。

因此，对于胞宫阳虚的治疗，在取穴上以任脉穴位为主，如关元、神阙等穴，以灸法为主或针灸并用。

五、阴虚证

"阴虚证"对于一部分老百姓来说可能非常陌生，但说到六味地黄丸时，绝大部分老百姓知道："六味地黄丸呀，就是那个治肾虚的中药吧!"六味地黄丸是宋朝人钱乙根据金匮肾气丸创制而成的，原意是治疗小儿"五迟"的，在古代受到了医家的推崇。即使到了现代，在中成药种类繁多的今天，知道六味地黄丸的人可能是最多的。曾经的小儿用药，现在已成为滋阴补肾的常用药。无论内外妇儿，还是养生保健，都在用它来滋阴补肾。

从六味地黄丸的流行中，一方面能看出它疗效的显著，另一方面也说明阴虚证在现实生活中很常见。下面就来具体看看什么是"阴虚证"。

在介绍"阴虚"前，先来说说津液亏虚。因为从理论上来说，津液也属于"阴"。但二者在临床上有明显的不同。所以把津液亏虚搞明白了，对于阴虚也就容易掌握了。

津液是液态物质，有着较强的滋润作用。津液亏虚是指体内津液不足，脏腑组织失去滋润、滋养和充盈，导致口渴尿少、口、鼻、唇、舌、皮肤以及大便的干燥。而导致津液不足的原因很多，比如缺水；汗、吐、泄过久也会导致津液亏虚。在临床中辨别是不是津液亏虚，一方面要了解病史，更重要的是弄清楚患者有没有"干燥"的表现。凡是出现口、鼻、唇、皮肤等干燥，皮肤枯瘪而缺乏弹性，眼球凹陷，口渴多饮，小便短少而黄的就可诊断为津液亏虚证。

明白了津液亏虚证，就来说说阴虚证。

"阴虚"除了津液不足而导致"干燥"的表现外，最主要的辨证要点是一个"热"字。这个"热"是虚热的热。正所谓"阳虚则寒，阴虚则热"。人体只有保持阴阳平衡才会"阴平阳秘，精神乃治"。当阴不足了，阳就相对地强盛起来了。"阳主热"，阳相对强盛当然就热起来了。因此，阴虚的人常常会出现两颧潮红、五心烦热等表现。肺痨病辨证多为阴虚燥热，此类患者多表现为潮热、全身燥热、盗汗等。因此对于阴虚患者多采用滋阴清热的治疗方法，取穴上多根据不同脏腑阴虚而取相应的穴位。但临床中最常见的是肺阴虚和肾阴虚，或肺肾阴虚，在取穴上多取肺俞、肾俞、太溪、太渊、三阴交等能滋养肺肾之阴的穴位，手法上都采用补法。

六、实热证

实热与虚热都有热的临床相关表现，由于它们的病机不同，虽然二者均为热，但临床中见到的热具体表现却很不一样。阴虚的热只是因为阴相对不足而使阳相对地亢盛，"阳盛则热"，故阴虚会有热的表现，如潮热、盗汗、五心烦热、舌红少苔、脉细数。而实热则是阳气的绝对亢盛，故无虚的表现，多表现为发热、面赤、烦躁不安，舌红苔黄，脉滑数、弦数或洪大等。热易伤津，因此实热证还会有口渴喜饮凉水，痰和鼻涕黄稠，小便黄涩，甚至小便涩痛，大便干结等。另外，从病程上来说，一般虚热病程多长，历时多较久，而实热多为暴起，病程相对来说较短。

另外，因为热邪侵犯的脏腑组织的不同，除了实热的一般临床症状外，还会有相应脏腑组织病变的表现。由于病变的部位不同，在治疗上，选取的穴位也会有相应的不同，"荥主身热"，因此对于实热证可以针刺相应脏腑经络上的荥穴。针刺多采用泻法，甚至用放血疗法。

下面具体介绍一些重要脏腑经络实热证的临床表现及治疗。

（一）心火亢盛证

《素问·灵兰秘典论》说："心者，君主之官也，神明出焉。"心火炽盛，内扰于心神，则出现心烦、失眠，严重者会出现神志异常表现，如癫狂或精神失常等。《灵枢·经脉》："心手少阴之脉……上挟咽"，因此，心火亢盛的人常常有口舌生疮的表现，甚至有的人常年反复发作，时好时坏。《方剂学》提及导赤散能治疗小便涩痛的疾病。"肾司二便"，因此，小便涩痛应该是从治肾入手，为什么导赤散却从泻心火入手呢？《灵枢·经脉》说手少阴心经"下膈络小肠"，心与小肠相表里。因此当心火亢盛时，火热之邪能顺着心经下行入小肠而使小肠分清泌浊的功能失常，而出现小便涩痛。

（二）肺热炽盛证

《医学心悟》说："肺体属金，譬若钟然，钟非叩不鸣。"因此，肺脏稍受病邪侵袭就会发生疾病。肺主气、司呼吸，故这类疾病多为气的宣降不利所致的临床表现，如咳嗽、呼吸气粗、哮喘，甚至鼻翼煽动等。除了这些表现外，当火热之邪侵犯肺系——咽喉时，会出现咽喉红肿、疼痛等症。对于肺热的治疗，可选用肺经的荥穴鱼际，也可选取尺泽，因为尺泽为肺经的子穴，根据"实则泻其子"，故泻尺泽也能清肺热。

（三）湿热蕴脾证

脾为湿土，易感湿邪，脾经热盛时多挟湿邪，而成湿热蕴脾之证。脾主运化水谷，主水谷的消化吸收，因此，脾经湿热的临床表现多与饮食有关，如腹胀、纳呆、恶心欲吐、大便溏等。对于脾经湿热证的治疗不能单纯地清热，需兼利湿，故选穴上就不能选只有清热作用的大都，可取太白，用泻法。

（四）肝火炽盛证

肝火炽盛的临床表现，除了火热的一般表现之外，最主要的是肝经循行部位的病症，如头痛、头晕、目赤、胁痛、耳鸣等。治疗上取行间或太冲都可以。

（五）胃热炽盛证

胃热炽盛主要表现为胃脘部灼热感、口臭、牙龈肿痛、出血（胃经循行于上齿）。胃主受纳，因此，胃热时多有消谷善饥的临床表现。治疗上可泻内庭。

除了脏腑实热证外，临床上也可以见到一些经络循行上的实热病症，如面痛、蛇丹等。对于这些实热病可选取局部穴位泻法或放血疗法。

七、血瘀证

在中医学理论里，有血瘀和瘀血两个概念。身体磕碰后出现的青紫瘀块及内脏出血凝结后的血凝块，称之为瘀血，它是能继发新病变的病理产物。而血瘀则是指血液运行不畅或瘀滞不通的病理状态，包括有形的血凝块，即瘀血，更包括以固定刺痛、瘀血色脉证为主要表现的症候群。

血瘀证的主要临床表现是疼痛。血瘀证的形成原因很多，有实证也有虚证。中医学认为"不通则痛""不荣则痛"，凡是能引起血液"不通"或"不荣"的原因都能引起血瘀证。实证多为

"不通"，主要包括以下四个方面。一是外伤等造成的体内出血，流出经脉外的血液不能及时排出体外或不能及时消散，淤积在体内，而致血瘀证；二是寒性凝滞，机体感受寒邪而致血脉凝滞，或热邪煎熬血液，使血液浓缩黏滞，致使经脉瘀塞；三是气有推动血液运行的作用，当气机阻滞时，血液运行不畅，以致经脉瘀滞；四是某些有形的病理产物，如湿热、痰浊、砂石等压迫或阻塞经脉，使血液运行不畅。虚证主要为"不荣"，主要是气虚和阳虚，因为气和阳具有推动血液运行的作用，当气虚或阳虚时，则血液运行无力而停滞。

血瘀证主要有哪些临床表现及各种临床表现产生的机制是什么呢？

血瘀证的机制主要是瘀血内积，气血运行受阻，不通则痛，因此有刺痛、痛处固定、拒按等特点。中医学认为阳气昼行于外，夜入于内，晚上阴盛于阳，故夜间血液运行缓慢，瘀滞更加严重，疼痛多夜间发作或夜间加重。血液停留，气血不能濡养肌肤，就会出现皮肤干涩、肌肤甲错、面色黧黑、腹露青筋等血瘀色脉证。

由于气血运行身体内外、五脏六腑，因此血瘀证也可出现于身体的各个脏腑组织，如心脉瘀阻、瘀阻脑络、胃肠血瘀、肝经血瘀、瘀阻胞宫、瘀滞胸膈、瘀滞肌肤等，并表现出各自脏器、组织的证候特点。但随着社会的发展，各种因嗜食肥甘厚腻之品所致的病越来越多，如胸痹（冠心病等）、中风、胁痛臌胀（肝硬化）等血瘀证更为多见。也有很多医学研究者专门研究血瘀证所致的各种疾病，如郭世奎等研究冠脉二号治疗胸痹，很多医家研究补阳还五汤治疗中风后遗症。

血瘀与气滞常互为因果，血瘀能导致气滞，气滞更可产生血瘀，故治疗血瘀证常常气血同治，以活血行气。

虽然引起血瘀证的病因有很多，中医也讲求"治病求本"，但血瘀证的治疗无论寒热虚实，都应以活血行气为主，辅以他法。取穴上，虽然血液瘀滞部位不同而所属经络不同，但无论瘀在何经何络，都应以取阿是穴为主，行针刺泻法，有时更需要采用放血疗法。

另外，中医学有"久病入络""久病多瘀"的说法，也就是说，有时临床上并没有发现有血瘀证的任何蛛丝马迹，但是在辨证的基础上取穴处方，治疗效果却非常不明显。这时我们该怎么办？根据久病多瘀这一理论治疗常能收到很好的效果。下面以一则病案说明。我曾治疗过一个中年男子，腰痛四五年，服药无数却一直未收效，第一次针刺时我也很为难，如果用常法针刺很显然是难有效果的，可除了常规方法以外，一时半会我还真想不出什么好方法。当日回家夜半读国医大师朱良春的医案时，认识到朱老治疑难杂症多从"久病及肾""久病入络""久病多瘀"入手。受此启发，第二天治此病时我采取补肾俞的方法同时结合委中刺络放血，当时放血量达到5mL，以后又连续治疗了六七天，隔天委中放血，当时我也只是抱着试一试的心态，结果患者腰复如常。

八、气滞证

在中医学理论里，"气"对于人体来说是一种非常重要的物质，而"气"的异常变动对人的生命健康影响非常大。接下来将探讨"气"的另一种异常变化——气滞。

气滞证是临床中常见的一种证型，是指人体的某一部分或某一脏腑、经络的气机阻滞，运行不畅，以胀闷疼痛为主要表现的证候。

气滞证最常见于女性患者。"肝体阴而用阳"，体阴是指肝需要肝血肝阴的濡养，用阳则是指肝的生理功能是"主疏泄"。故只有肝由血液、津液的滋养，并保持正常的疏泄功能，才是正常的。而中医学又讲"女子以肝为先天""以血为用"。因此当女性感受疾病时则多表现为肝的病理变化。而肝气郁滞就是肝的常见病理改变。

女性心思细腻，多愁善感，忧思易郁，故常有肝气郁滞的临床表现，正如《素问·本神》说："愁忧者，气闭塞而不行。"在《中医内科学》中专门有一节以气滞为主要证型的疾病——郁证。郁证是由情志不舒、气机郁滞所致，主要表现为心情抑郁、情绪不宁、胸部满闷、胁肋胀痛，或易怒喜哭，或咽中如有异物梗塞等。常见的脏躁证和梅核气就是肝气郁滞所致。

除了郁证会引起气滞外，还有两种情况也会引起气滞。一是痰饮、瘀血、宿食、蛔虫、砂石等病理物质的阻塞，或阴寒凝滞，湿邪阻碍，外伤络阻等，都能导致气机郁滞；二是脏气虚弱，运行乏力而气机阻滞，这种气机阻滞是气虚进一步发展的结果。上述两个气滞证的病因是在其他疾病基础上引起的，用句西医学的话来说，郁证等所致气滞证是原发性气滞证，而这两种气滞证则是继发性气滞证。对于继发性的气滞证治疗上当以解除原发病因为主。如痰饮者当以化痰祛饮为主，以行气为辅；气虚者当以补气为主，辅以行气。

原发性气滞证多见于肝郁气滞。对于此种气滞，在治疗上多以疏肝理气为主，选穴上多取太冲。太冲是肝经的输穴和原穴。因肝为"一身气化发生之始"（张锡纯）、"握升降之枢"（周学海），因此，古今论述都认为太冲具有行气解郁的功效。且《灵枢·九针十二原》说："五脏有疾也，当取之十二原"。故肝气郁滞证当取太冲。有人也许会问："膻中位于上气海，且具有行气作用。为什么不选膻中呢？"膻中确实具有行气的作用，对于气滞证是适合的，但它位于胸部，主要作用是宽胸理气，治疗心脏病、肺脏病的气滞型。

除了肝郁气滞外，临床中也能见到胃肠气滞证和肝胃气滞证。

胃肠气滞的病位在胃肠，故临床所见多表现为脘腹胀痛走窜、嗳气、肠鸣和矢气等。胃肠气机阻滞，传导、通降失司，胃脘、腹部胀满疼痛；气或聚或散，故胀痛走窜不定；胃气失降而上逆，则嗳气、欲吐；肠道气滞不畅，则肠鸣、矢气频作。治疗上多取中脘、天枢等穴。

肝胃气滞又称肝胃不和。其除了有一般的气滞证表现外，还有肝胃不和的特殊表现，如脘胁胀痛、嗳气、吐酸、情绪抑郁等。肝胃气滞证多是在肝气郁滞的基础上，导致胃气也不畅。为什么会这样呢？从经络角度来说，足厥阴之脉"挟胃"，与脾经相交，若肝经经气变动，肝失疏泄，克及胃土，则胃失和降，而见肝胃气滞证。对于该证的治疗，多肝胃同治，可取肝经的太冲疏肝理气，并取胃经的天枢或任脉的中脘等穴。

对于气滞证的针刺手法，宜采用泻法。

九、食积证

一般来说，食积多见于小儿，尤其是未断奶的婴幼儿。小儿由于智能发育未完全，无法控制自己的饮食量，而很多父母怕孩子饿着，就一个劲地给孩子喂食。结果孩子不但没有以前能吃了，甚至还一个劲地哭闹。这是为什么呢？孩子的消化功能还处于发育阶段，如果给孩子喂食过多的食物，就超出他的消化能力了。但孩子不知道呀，有吃的他就一个劲地吃，最后食积了，腹胀、腹痛，就一个劲地哭闹。因此一定要注意不要过多地给小儿喂食，喂养小儿有句老话叫"宁可三分饥，不可十分饱"。除了小儿容易食积外，成年人也易得此病。尤其是现在社会工作压力大、生活节奏快，人们的运动少了，很多常年待办公室的人群，尤其是女孩，就容易食积，腹胀，吃不下饭，或者泄泻。另外，老年人也比较容易食积，因为他们的生理功能退化，消化功能太差。

　　食积是一个简单的病，一般情况不会有太严重的问题出现。当出现轻微的食积症状时，可以通过以顺时针方向按摩腹部的方式来改善症状，有助于食物在肠道的运行。也可以按揉中脘，按揉该穴能促进胃的蠕动；还可以按揉天枢，它是大肠的募穴，可以起到促进肠道蠕动的作用。那么到底该取中脘还是天枢呢？这主要看腹胀部位。在胃部就按中脘，肚脐周围则按天枢。

　　如果食积症状严重，症状持续多日仍不能缓解，甚至有恶心欲吐、发热、腹泻、疼痛难忍等，就需要对食积进行系统的治疗了。一般针刺可以选取中脘、下脘、天枢、足三里等穴位，健脾和胃，促进肠道蠕动。手法上当为泻法，行针手法宜重、速度宜快。但对于一些年老者或者体弱者，食积最主要的原因是本虚，因此"急则治本，缓则治标"，当食积症状严重时以泻法为主，尽快解除患者的临床不适，待患者腹部症状好转后，再取脾俞、胃俞、足三里、肾俞等补益的穴位，行补法，以固本。

十、津液病证

　　津液病证包括津液亏虚导致的虚证，也包括津液运行障碍，停留于身体某些部位而形成的痰证、饮证、水停证和湿证。

　　常见的津液运行障碍所致疾病主要有痰证、饮证、水停证和湿证。虽然痰、饮、水、湿四者在形态上、流动性上、证候表现上都各不相同，但四者之间的关系密切。它们都是体内水液停聚所形成的病理性产物，都与肺、脾、肾三脏功能失调有关。

　　下面来具体说说四者各自的临床特点。

（一）痰证

　　痰是人们所熟悉的病理产物，尤其是有呼吸系统疾病时，患者多有咳吐痰涎的临床症状。但这种痰更多的是西医学中的概念。中医学里讲的痰并非只是这种通过肉眼看到的痰，还包括肉眼看不到的无形的痰。无形的痰并不是指这种痰的外形太小，肉眼看不见。它是中医学里的一种病理表现，如眩晕、癫狂等符合头重昏蒙、胸闷恶心、舌苔白腻、脉滑等痰邪致病特点的病症都可以认为是无形痰邪内扰所致。

那么，痰是如何产生的呢？中医学认为，"脾为生痰之源，肺为储痰之器"。因此，痰的产生多与二者功能失常有关。脾主运化津液，当脾气虚弱或感受外邪不能发挥运化津液的功能时，原本是用来化生津液的水谷停聚体内，而变生为痰。中医学认为脾是生痰之源，痰浊停聚中焦，就会有脘痞、纳呆、泛恶、呕吐痰涎等症；当痰经脾上输于肺时，肺的宣降失常，不能及时将痰排出体外或运行到其他脏腑组织，就会出现咳嗽痰多、胸闷等临床表现。除此之外，痰也能随气输布于其他部位，如随气上升于脑窍则出现头晕目眩，蒙蔽心神就会出现神昏、神乱，停于肌肤则见形体肥胖，故"肥人多痰湿"。

总之，痰浊为病，见病多端，因此有"百病多因痰作祟""怪病多痰"的说法。

对于痰证的治疗，需要遵守"急则治标，缓则治本"的原则。对于病情危急的患者，首当解除痰浊闭阻的情况，如中风痰蒙清窍出现的神志昏迷，首先不是考虑去解决导致痰浊的本源，而是化痰开窍，使患者神志恢复正常。在取穴上多用人中以醒神开窍，化痰。对于那些病情较稳定的患者，可以标本同治，如咳嗽痰多者，一方面可以选取丰隆、风池等穴化痰止咳，一方面可再加肺俞、肾俞、脾俞等穴补益三脏，从而达到标清本固。对于痰证，针刺手法上都取泻法，但补益穴位则采用补法或平补平泻。

（二）饮证

饮与痰可以说是一对孪生兄弟，二者产生的原因是大同小异的。但二者在形态上有一些区别，饮较痰清稀，流动性更大。由于形态上的区别，致使二者致病的临床表现有一定的差别。

由于饮邪的形态特点，饮邪主要停积在胃肠道、胸胁、心包和肺等身体的空腔部位。其临床表现也以停聚部位的症状为主要表现。如停留于胃肠道的饮邪称为痰饮，饮邪停留胃肠道，阻滞气机，使胃失和降，而出现泛吐清水、脘腹痞胀、腹部水声辘辘；饮邪停留肺部称悬饮，主要表现为肋间饱满，咳唾引痛；停留于心包称支饮，饮邪停留于心包，阻遏心阳，气血运行不畅，就会出现胸闷心悸，气短不能平卧；饮邪停留于四肢称溢饮，主要表现为四肢当汗出而不出汗，身体、肢节疼重。

在治疗上，主要根据饮邪停留的不同部位，选取相应经络上的穴位，手法上用泻法。

（三）水停证

人体内的各种物质都是在一个动态中保持各自的平衡，水液也一样。人每天通过食物、水等补充水液，然后通过大小便、呼吸、出汗等排出相应多的水液，从而达到体内水液的动态平衡。当这种动态平衡被打破时，如水液停留体内，不能及时地被运用或排泄掉，就会产生水停证。

导致水停证的原因很多，无论外感还是内伤，都与肺、脾、肾三脏有关。脾虚或脾为湿困，其运化水谷的功能就失常，水谷就不能转化成精津液等营养物质，而成水邪；肺主宣降，其功能失常则水液不能输布到其他脏器组织，多余的水也不能通过呼吸和汗液排出体外；肾主司二便，尤其是小便，肾的气化功能失常则小便不能从尿道排出，而停留体内。

水液停聚产生的临床症状，根据停聚的不同部位而有不同的表现。如停留在肌表，就会出现机体浮肿；停留在腹部，就会出现腹部胀大，即腹水；水液不能排出体外，则小便量少。舌脉上会有舌白滑、脉濡等表现。

对于水停证的治疗，针灸可以取太溪、太白、三阴交等穴位利水消肿，虚证明显者可以取肾俞、脾俞、肺俞等穴补益肾脾肺等脏。针刺手法多采用泻法。

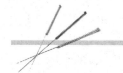

第五章

毫针刺法

在讲毫针刺法前，先来学习一下古代关于"九针"的知识。

"九针"不是说九根针，也不是像"勒氏三针"说的古人扎针习惯只扎九针。"九针"最早见于《黄帝内经》，是指九种不同形状和作用的金属针。正如《灵枢·官针》所说："九针之宜，各有所为；长短大小，各有所施也，不得其用，病弗能移。"

根据《黄帝内经》的记载，九针分别包括下面九种。

① 镵针。长 1.6 寸，针头大而针尖锐利，用于浅刺泻热。

② 圆针。长 1.6 寸，针身粗大，针尖呈卵圆形，用于按摩皮肉。

③ 锟针。长 4 寸，针身粗大而尖圆如黍粟，用于按脉候气，治疗脉气虚少者。

④ 锋针。长 1.6 寸，针身为三棱形，针锋三面有口，十分锐利，用于刺络放血。

⑤ 铍针。长 4 寸，宽 2.5 分，形如剑锋，用于排脓放血，治疗痈肿。

⑥ 圆利针。长 1.6 寸，圆而且锐，针身中部微粗，用于治疗急性痹证。

⑦ 毫针。长1.6寸或3.6寸，针身较细，针尖如蚊虻的口器一样尖锐，用于治寒热痹痛在经络者，能扶正祛邪。

⑧ 长针。长7寸，针身较大，针锋锐利，用于病变位置较深的痹证，又称芒针。

⑨ 大针。长4寸，针身粗，针锋微圆，用于关节水肿。随着社会的发展，《黄帝内经》记载的九针在临床中已经不复存在了。但是根据九针的原理，发展了适合现代社会的各种针具，包括毫针、梅花针、三棱针、火针、针刀、埋线针等。

一、针刺前的准备

1. 针具的选择

毫针是针刺治病的主要针具，在临床中应用最广泛，因此也是大家最熟悉的针具。在古代，毫针一般都是银针。在现代社会，由于不锈钢针因其具有价格低廉，较高的强度和韧性，针体挺直光滑，能耐热和防锈，不易被化学物品腐蚀等特点，故逐渐取代了银针。

毫针的规格主要以针身的长短和粗细来区分。但在具体施针治疗疾病选择毫针的规格时，只看它的长度。临床常见的毫针长度分为0.5寸、1.0寸、1.5寸、2.0寸、3.0寸等。在选择毫针的长短时，要根据患者的性别、年龄、胖瘦、体质、病情、病变部位的表里浅深和所取腧穴的部位进行选择。一般来说，男性、体壮、肥胖，且病变部位较深者，可以选择较长的针；而女性、体弱、形瘦，病变部位较浅者，就应该选短一点的针。

但在临床中，毫针的长短，主要还是根据穴位选择的。穴位在皮厚肉多的地方，可以扎深点，皮薄肉少的地方扎浅点；穴位在躯干等有重要脏器或组织的地方要扎浅点，四肢等部位可以深点。在全国各类针灸学教材中，都已明确表明了穴位和针刺的具体深度，对于初学者来说要严格按照书本上的执行，以免造成医疗事故。在扎针时一定要具体情况具体对待，针不可全部刺入，要留一部分出来。

2. 体位的选择

针刺时体位的选择，主要根据选择的穴位来决定。比如说腰痛要针刺大肠俞、肾俞、委中、关元、气海。大肠俞和肾俞在腰部宜采取俯卧位，但关元和气海在腹部则需取仰卧位。这就矛盾了，到底该取什么体位呢？取侧卧位，这样每一个穴位都能顾及。

体位的选择不单单只是方便医师针刺，更是一种治疗方法。因为一般留针都在 30 分钟左右，如果体位选得不当，患者就无法坚持下去，对患者的病情也不利。比方说对腰痛的患者，俯卧位是最好的体位，但如果取坐位，患者本来就腰痛，再加上长时间的坐位使腰部肌肉劳累，这无疑是在加重患者的病情。

3. 消毒

现在规定医院的针都必须是一次性的，因此就不存在给针消毒的问题了。但针刺部位和医师的手指还是得消毒的。医师在针刺前应用肥皂或洗手液把手洗干净，再用 75％的酒精棉球消毒一遍；患者针刺部位可以用 75％的酒精消毒，也可以用碘伏消毒，对那些皮肤过敏的人，则选用碘伏。

二、针刺方法

在针刺时，一般要双手协同操作，紧密配合。临床中一般是右手为"刺手"，即持针的手，主要是拇指、食指、中指夹持针柄，其状如持笔。但也有人习惯以左手为"刺手"。右手为刺手的人，左手称为"押手"，主要是抓切按压所刺部位或辅助针身。

1. 进针方法

现在常用的进针方法包括单手进针法、夹持进针法、指切进针法、舒张进针法、提捏进针法。较短的毫针适合选用单手进针法，如针刺合谷时即可选用单手进针。指切进针法也多用于短针，指切能增加针刺穴位的准确性，比如太渊紧靠桡动脉，因此通过指切进针能防止刺破血管。夹持进针法适用于长针的进针，比如环跳部位较深，脂肪较厚，因此要选用 3.0 寸长针，这时进针要用夹持的方法；在皮肤松弛的部位进针，则适合用舒张进针法，这种进针方法最常用于腹部的穴位，如天枢、气海、关元等穴；皮肤浅薄的部位，则用提捏进针法，如列缺、印堂等穴。

2. 进针角度

进针时取用不同的角度，主要是为了增强针感、提高疗效和防止意外。一般进针角度包括以下三种。

（1）直刺：针身与皮肤表面呈 90°，垂直刺入。这种角度适用于大部分穴位。

（2）斜刺：针身与皮肤表面呈 45°，倾斜刺入。其适用于肌肉浅薄处或内有重要脏器，或不适合直刺、深刺的穴位。

（3）平刺：针身与皮肤表面呈 15°或更小。其适用于皮薄肉少的穴位，最常见的是头部穴位。

三、行针方法

行针主要是为了得气。得气就是常说的"针感"。常见的针感是酸、麻、胀、沉、重、痛六种。

行针方法包括基本手法和辅助手法。

1. 基本手法

（1）提插法：是指将针刺入穴位一定深度后，再行上提下插的操作。使用提插法时，用力一定要均匀一致，幅度不可以过大，一般3～5分钟为宜，频率保持在60次/分，不改变针身原有角度和方向。

（2）捻转法：指将针刺入穴位一定深度后，再做向前向后捻转动作使针在穴位内反复前后来回旋转。使用捻转法时，力度要均一，角度要保持180°左右，不能单向捻针，以防止滞针。

2. 辅助手法

（1）循法：以穴位为中心，用手指顺着经脉循行路线循按，有点像揉搓的动作。

（2）弹法：用手指弹动针尾或针柄，使针体轻微振动。

（3）刮法：用拇指或食指的指腹抵住针尾，再用拇指、食指或中指指甲，由上而下或由下而上频频刮动针柄。

（4）摇法：手持针柄，将针轻轻摇动。

另外还有飞法和震颤法，虽操作方法与上述手法不一样，但临床目的和效果是一样的。

四、补泻手法

补泻手法是在行针手法的基础上，采用不同的角度、力度、速度、顺序而实现的。补泻手法有单式补泻手法和复式补泻手法。由于复式补泻手法如烧山火和透心凉操作复杂，难度大，耗时多，在临床中一般不会使用。因此将重点介绍单式补泻手法。

1. 基本补泻

（1）捻转补泻

① 补法：得气后，捻转角度小，用力轻，频率慢，操作时间短，拇指向前，食指向后。

② 泻法：得气后，角度大，用力重，频率快，操作时间长，拇指向后，食指向前。

（2）提插补泻

① 补法：得气后，先浅后深，重插轻提，提插幅度小，频率慢，操作时间短，下插时用力。

② 泻法：得气后，先深后浅，轻插重提，提插幅度大，频率快，操作时间长，上提时用力。

2. 其他补泻

（1）徐疾补泻：进针时徐缓，少捻转，出针时疾速为补法；反之为泻法。

（2）迎随补泻：进针时针尖随着经脉循行的方向刺入为补法；反之为泻法。

（3）呼吸补泻：患者呼气时进针，吸气时出针为补法；反之为泻法。

（4）开阖补泻：出针后迅速按压针孔为补法；出针时摇大针孔为泻法。

（5）平补平泻：进针得气后均匀地提插、捻转后即出针者。这也是现在临床中用得最多的一种补泻方法。

五、针刺注意事项

（1）患者在过于饥饿、疲劳、精神过度紧张时，不宜立即进行针刺。对于身体瘦弱、气血亏虚的患者，针刺时手法不宜过强，并应尽量选用卧位。

（2）妇女怀孕在 3 个月以内，不宜针刺小腹部的穴位；怀孕 3 个月以上，腹部、腰骶部穴位也不宜针刺。三阴交、合谷、昆仑、至阴等一些活血通经的穴位，在怀孕期间不要针刺。妇女行经期间，除了调经外，一般不要针刺。

（3）小儿囟门没有闭合时，头部的穴位不宜针刺。如果有自发出血，或损伤后出血不止者，不宜针刺。皮肤有感染、溃疡、瘢痕或肿瘤的部位，不宜针刺。

（4）对胸、胁、腰、背脏腑所居之处的穴位，不宜直刺、深刺，肝脾大、心脏扩大、肺气肿等患者针刺时注意深度和角度。

（5）针刺眼区和颈项部的风府、哑门、天突等穴位和脊椎部的穴位时，要注意掌握一定的角度，不宜大幅度地提插、捻转和长时间留针，以免伤及重要组织器官。

（6）对于尿潴留等患者，在针刺小腹部穴位时，也要掌握好针刺的方向、角度、深度等。

（7）针刺时针身不可全部刺入，只留针柄，要留出一部分针身，因为针身与针柄的交界处是最易发生断针的地方，要防止意外发生。

（8）针刺胸部穴位时，留针后要留意观察，因为针会随呼吸运动发生移位。

病症篇

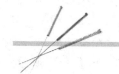

第六章

内科病症

一、中风

　　当今社会，人们生活水平显著提高了，但同时生活节奏加快，社会压力也增大了。这些变化导致中风的发病率越来越高。为什么中风与生活水平提高有直接关系呢？要明白这个问题，就要了解中风的病因病机。

　　首先来了解一下中风的概念。外感六淫中的风邪是最常见的病邪，因此在《黄帝内经》时期就有"中风"这个病名。到了张仲景的《伤寒论》更有中风病桂枝汤证，此后历代医家均将"外风"致病称为"中风"。但是现代社会所说的中风，绝对不是"外风"所致的中风，而是古代所谓的"类中风"。因为这种病发病急，症状多样，病情变化迅速，与风"善行而数变"相似，因此仍将这种病命名为"中风"。

　　中风因其发病率高、死亡率高、致残率高，而让人闻之色变。很多人都认为这种病病机复杂，预后极差。但是从中医病机角度来说，中风病病机是简单明确，条理分明的。

　　百病不离"阴平阳秘，精神乃治；阴阳离决，精神乃绝"二语，中风也不例外。从根本来说，中风病的病理基础是肝肾阴虚。近代中医大家张锡纯先生根据《黄帝内经》"血之与气并走于上，则为大厥，厥则暴死，气复反则生，不反则死"和"上气不足，脑为之不满"两句原文并结合自己的临床经验和西医关于中风病的认识，提出了中风病由"脑充血"和"脑贫血"所致。"高巅之上，唯风可到"，也就是说脑部疾病多与"风"这个病邪有关。当然对于中风病，"风"当为内风无疑。问题是内风从哪儿来的呢？《黄帝内经》还告诉我们"肝为风木之脏"，内风扰动多为肝阳亢盛所致。说到阳亢，必然就有阴精的相对不足。因此，可以总结出：中风病肝风内动是由肝肾阴精不足，无法制约阳气所致。因此"脑出血"是因为肝肾阴精不足，肝阳亢盛，夹血液上扰于脑，致使脑失去其原有的功能，甚至使脑部血管破裂，而成中风病。但是"风为百病之长，易夹它邪"，因此在临床中见到的中风患者，无论是中经络还是中脏腑，除了肝阳上亢表现外，还会有痰浊、痰热等其他病邪致病的临床表现。至于脑贫血所产生的中风，是肝肾亏虚，气血不足，脑部失去濡养，致使脑主精神意识和感觉运动的功能缺失，而产生中风。

对于中风病的治疗，不外平肝息风法。急性期以"急则治标"为原则。中经络者以速通经络为法，中脏腑者以开窍醒神为法。对于肝阳独盛者当镇肝息风；肝阳上亢夹有痰浊者，以阳亢为主的，治疗以镇肝息风，佐以化痰通窍；以痰浊为主的，以化痰开窍为主，佐以平肝潜阳。肝阳上亢夹痰热者，治以清肝泻火、化痰。兼有阳明腑实者则需兼以泻下通腑。恢复期当以"缓则治本"为原则，或滋阴，或补气，或活血，或化痰。总之，无论急性期或恢复期，当在平肝息风的基础上，按仲景"观其脉证，知犯何逆，随证治之"的原则，辨证加减治疗。

中风病发病迅速，重者危及生命，因此及早及时治疗至关重要。中风病的针灸治疗大多集中在恢复期或后遗症期。下面就重点来看看中风恢复期和后遗症期的针灸治疗。

（一）中经络

【基础穴】

取内关、太冲。

内关为手厥阴心包经穴位，为心包经络穴，通于手少阳三焦经，性主降，具有宣通三焦、疏通气血的作用。手足厥阴经相通于胸部，"同气相应"，内关通阴维，阴维会期门，故内关有平肝潜阳、镇肝息风的作用。

太冲是足厥阴经的原穴，可以调节肝脏和肝经的虚实，临床上既可用于肝阳上亢、肝风内动引起的肝经实证，也可治疗肝血亏虚、肝阴不足导致的各种虚证。王侠等运用针刺太冲治疗风眩70 例，并与 70 例针刺太冲旁开 0.5 寸组比较，结果两组差异显著（$P<0.01$），结论是针刺太冲可有效地改善风眩患者的症状。而中风病多为风眩发展而来，且风眩多为肝阳上亢证。因此太冲穴对于中风病的治疗效果非常显著。我在临床中每遇中风患者，无论是恢复期还是后遗症期，中经络还是中脏腑，针刺太冲，或泻法，或补法，均能取得较满意的效果。

【经络辨证取穴】

（1）半身不遂

上肢：肩三针、曲池、手三里、外关、合谷。

下肢：环跳、阳陵泉、足三里、解溪、昆仑。

风病多犯阳经，阳明经为多气多血的经脉，阳明经血流通畅，正气就能够旺盛，则机体的功能可以逐渐恢复。根据经脉循行路线，分别取手足阳经穴位，可以疏通经脉，调和气血。针刺时可单刺瘫痪侧，病程较久的则需先刺健侧再刺瘫痪侧，这就是

"补健侧，泻患侧"的方法。

（2）口角㖞斜：取地仓、颊车、合谷。方义同上。

【脏腑气血津液辨证取穴】

风痰阻络，可加丰隆、合谷；痰热腑实证，可加内庭、丰隆；气血两虚证，可加气海、足三里；肝肾阴虚者，加太溪、肾俞。

有一男性患者，69 岁，为人很古板，脾气很拗，1 周前查CT 提示有脑梗死，在医院住了五六天没太大改善，患者非常生气，还跟医师吵了一架，非得出院不可。出院后没过两天，就头晕、右下肢体没力气。但患者就是不愿意住院，在家人的强拉下才来针灸科住院。住院时患者右下肢体除了没力气外，还有些麻木，尤其是第一、二趾间，还有口歪的表现，大便也费劲。除了住院常规处理外，还给他针刺治疗：选刺内关、太冲、环跳、阳陵泉、足三里、解溪、昆仑、地仓、颊车、合谷。住了半个月，患者不适症状都消失了。这个病例表明针灸治疗中风的效果是非常好的。

（二）中脏腑

【经络辨证取穴】

取内关、水沟。

水沟又名人中，是督脉穴位，能沟通任督阴阳经气以协调阴阳，同时督脉入脑，可以开窍启闭，宁心安神。因此水沟是临床中常用的急救要穴，用于各种急证，对于中风中脏腑者疗效显著。内关穴注解同前。

此外，闭证加十二井穴、太冲、合谷、涌泉。十二井穴点刺放血。涌泉一般不随便对其进行针灸的，但对于中脏腑的闭证效果非常明显。记得有次在急诊科遇见一名急诊患者，已经昏迷了，一看就是典型的闭证表现，对他进行了一系列的抢救，但并没有马上苏醒，当时突然决定尝试用针灸治疗，结果却出乎在场所有人的意料，尤其是在强刺激涌泉及十二井穴后，患者竟然很快有了意识，这是一次非常意外的尝试，但却让我更坚定了对针灸的信心。脱证加关元、气海、神阙。

二、面瘫

面瘫主要是指西医学的周围性面瘫，常以口眼向一侧歪斜为主要表现。生活中大家可能会认为面瘫很少见，但是临床上还是有很多这样的患者，并且针灸对本病也有卓越的治疗效果，这也是世界卫生组织（WHO）推荐的针灸治疗病种。

那么，面瘫到底是怎么发病的呢？《诸病源候论》和《儒门事亲》等古籍都说面瘫是由风邪引起的，后世也多尊崇此说。按经络循行理论，手足阳经均上走头面部，病邪一旦阻滞面部经络就可能导致面瘫，尤其是以手太阳小肠经和足阳明胃经为主，正如《灵枢·经筋》云："足之阳明，手之太阳，筋急则口目为僻。"面瘫主要有眼部和口颊部的症状，表现在眼部主要是眼睑不能闭合。为什么眼睑不能闭合呢？原来足太阳经筋为目上冈，足阳明经筋为目下冈，由于足太阳经筋和足阳明经筋受风邪的侵袭，气血痹阻，经筋失于约束，从而眼睑及筋肉功能失调。口颊部的症状主要是口角歪斜。导致歪斜的原因其实很简单，口颊部有三条经筋主管，它们分别是手太阳、手足阳明经筋，因此这三条经筋一旦失调，就引起了口歪斜。

本病发病多伴随有风寒或者风热的表现。如果面部兼有受凉史，舌淡苔薄白，为风寒证；如果有感冒发热史，舌红苔黄腻的，为风热证。但从临床来看，风寒型还是要比风热型多很多。

临床上还有医家分了肝肾阴虚、肝胆湿热等证型，但至今我还没有遇见符合这些证型的患者，因此暂且自作主张分为以上两种证型以方便初学者诊治。

【经络辨证取穴及经验取穴】

上面已提到这个病主要是由于手足阳明经和手足太阳经的功能失调，那么治疗当然是以手足阳明和手足太阳经的经穴为主了。由此在这就提出了三个基础穴，分别是颊车、地仓、合谷。

颊车是足阳明胃经穴。"颊"，指穴所在的部位为面颊；"车"，一种运载工具。它就好像阳明胃经这条国道上的运输车，运送五谷精微循经上头。《证治准绳·杂病》中记载："颊部属手足少阳、手太阳、足阳明诸经之会。"地仓是手足阳明经、阳跷脉交会穴。这两个穴位都可起到一穴通诸经的作用，而且都位于面部。《中国针灸穴位辞典》说颊车、地仓有祛风活络、散风清热、解毒止痛的作用，因此两穴合用可大大增强疏通面部气血及经络的作用。临床上通常用地仓透颊车，正如《百症赋》说："地仓透颊车、地仓穴正口歪于片时。"这一治面瘫的经典穴组我在临床上也是必须针刺的。

合谷为手阳明大肠经原穴，"面口合谷收"，《中国针灸穴位辞典》记载本穴有疏风、活络的功效，擅长于治疗头面的多种疾病。临床上众多医家如石学敏、贺普仁等治疗面瘫时也多赞同取合谷。

记得有一年夏天，我回老家走亲戚，那时雷雨阵阵，气温较低，和一群亲友坐公交车，有个亲戚坐在车窗边上一路吹着风，凉爽得不得了，中午吃饭时我就觉得他的脸有点异常，当时就考虑是面瘫。果不其然，到了下午他口角下垂歪向了左侧，整个右侧的脸部感觉不敏感，于是马上求治于我。我先用热毛巾给他敷了敷整个脸，由于我没有带针具，就以指代针，先按揉地仓、颊车、人中、风池、大椎等穴，产生强烈酸胀感，然后用拇指推法从右侧的地仓推到颊车，反复了 30 多次，最后按揉双侧合谷，他当时就感觉有热流从双合谷流向面部，到了晚上他就觉得右脸麻木的情况改善了许多，但觉得比之前疼得厉害了一点，我解释说这是正常的，说明脸上气血通畅了。以后又大约治疗了 7 天便基本痊愈了，只是右鼻唇沟较左侧稍微浅了一点，不细看难以发觉。

此外，人中沟歪斜加水沟。水沟为督脉的穴位，正好位于人中沟上，结合现代医学知识来看，水沟下正是眶下神经分支和面神经颊支，可起到直接刺激神经的作用而治疗面瘫。鼻唇沟变浅可加迎香，可畅达病变侧的气血，柔润麻木不仁的病变部位。眼睑不能闭合可选择近部的攒竹、阳白、四白、鱼腰以及远端的申脉、昆仑。耳突部疼痛加翳风，除了与少阳三焦经有关外最主要的还是局部治疗的作用。

【脏腑气血津液辨证取穴】

风寒证加风池，风池有祛风散寒的作用；风热加曲池，曲池是手阳明大肠经的合穴，为五官的热性疾病的经验有效穴；恢复期可加足三里，该穴为强壮保健要穴，虚劳诸证都可以选择该穴进行加减。

本病从病程上可分为急性期、恢复期和后遗症期。关于在急性期能否针刺的问题众多医家也是各执一端。我个人认为，不管是哪一阶段只要没有严重的症状都可以针刺治疗，但病变早期不适合电针刺激，也不宜用过重的手法；关于补泻时机也不能完全按照病程分期来定夺，无论在病变的哪一个阶段都要四诊合参，辨证论治，然后"虚则补之，实则泻之，不盛不虚以经取之"。除了用祖先留下的传统中医理论外还应该借鉴现代诊疗手段，现在已经证实针灸治疗无菌性炎症引起的面瘫效果较好，而对病毒引起的难以奏效，有条件确诊时，我们不必强求治疗以免耽误患者病情。

操作时我一般先针刺面部局部或者近部的穴位以激发局部经气，畅达局部气血，再针刺远端穴。笔者认为局部穴主要是激发正气，远端穴主要是宣泄邪气。石学敏院士用合谷治面瘫时交叉取穴，我也从此法，但不同的是会同时取双合谷，健侧合谷用捻转泻法，患侧平补平泻。面部各穴多用透刺法，比如从颊车透地仓，透刺后再从地仓向颊车抽提。若要刺水沟则针尖要偏向患侧。

三、头痛

头痛是生活中经常能碰到的病痛。从大的方面来说，本书讲的针刺治头痛，主要是治偏头痛、紧张性头痛、血管性头痛、神经症头痛等慢性的、稳定的头痛。

中医学提及"不通则痛，不荣则痛"。从脚痛到胃痛再到牙痛，甚至是头痛，都离不开这"八字方针"。虽然这么说，但不同部位的痛有不同的特点。"高巅之上，唯风可到"。因此不管是"不通"还是"不荣"都跟风有关。但是"风"又有内风和外风的区别，所以头痛就有内伤头痛和外感头痛的区别。外感头痛是人受到风邪侵袭导致的；内伤头痛则跟肝、肾、脾有关，尤其是跟肝关系最密切，因为"肝为风木之脏"。说到这，有学生会想当然了，说："那我们治头痛，只要辨别外感或内伤，治疗上疏风解表或平肝息风就行了。"真能这样吗？"风为百病之长，易夹它邪。"因此临床上见到的患者不会是单纯的一个"风"，或夹寒，或夹热，或夹湿，或血虚生风，或肝阳化风，或风痰上扰等，因此要辨证后再论治。

头痛的选穴分为两个部分。第一部分是基础穴及经络辨证取穴，第二部分是脏腑气血津液辨证取穴。

【基础穴及经络辨证取穴】

中医药方中多有甘草这味药。那么治头痛的针灸处方里有没有像甘草这样功效的穴位呢？当然有了！百会、风池和阿是穴就是药方里的"甘草"，但它们在针灸处方里的地位比甘草可大多了。

百会、风池和阿是穴是治疗头痛的基础穴位，任何针灸处方，无论是外感的还是内伤的，都是在这两个穴位的基础上加穴而成的。那为什么要选它们做基础穴呢？

先来了解一下百会。它位于头顶——人体的最高处，但为什么叫"百会"呢？"百"是多的意思，"会"即交会，因此"百会"是多条经脉相交会的穴位。这些经脉包括手足少阳、足太阳、督脉、足厥阴经。故其又形象地被称为"三阳五会"。按经络辨证，头痛可分为太阳头痛、阳明头痛、少阳头痛、厥阴头痛。因为百会有上述特点，所以它可以用来治疗各种证型的头痛，如肝阳上亢、肝风上扰和风热上攻等。我曾经治疗过一个老年女性，有高血压病1级（中危）。因生闷气，整晚头痛，胀痛，测血压也有点偏高。吃了降压药，头痛仍然没缓解。我看她头痛得厉害，就马上在她的百会上扎了一针，并行平补平泻手法，五六分钟后头痛就不那么明显了。这是我第一次单用百会治疗头痛的经历，很激动，也很难忘。

风池是足少阳经上的穴位，在后头部，这个穴具有逐风邪外出的作用，是治疗一切"风"病的要穴，具有祛风活血、通络止痛的作用。且足少阳经脉起于外眼角，上行到额角，下行经过颊车（足阳明经上的穴位）；足少阳经与足厥阴经相表里。因此风池能治疗多条经脉因"风"所致病症。

阿是穴属于局部取穴，"以痛为腧"，治疗的针对性强。

头痛按经络辨证可分为太阳头痛、阳明头痛、少阳头痛、厥阴头痛。太阳头痛选取昆仑，因为它是足太阳经的经穴，是足太阳经经气正盛的部位，有清利头目、通络止痛的作用；阳明头痛取印堂及头维，印堂是经外奇穴，在额头两眉头之间，是治疗阳明头痛的经验有效穴，已得到临床医师的广泛认同，头维位于额角，是阳明经脉穴位；少阳头痛取率谷，率谷位于侧头部，"经脉所过，主治所及也"；厥阴头痛取太冲，该穴位于足背，是足厥阴经的输穴和原穴，是治疗肝脏病的基础有效穴位，寒热虚实皆可用，有行气活血止痛的功效。

【脏腑气血津液辨证取穴】

风寒头痛取风门，以祛风散寒；风热头痛取大椎，以祛风解表、清热解毒；肝阳上亢者取太冲，以疏肝息风；痰浊头痛者取丰隆，此穴为治痰要穴，就像中药里的茯苓一样；瘀血头痛取阿是穴，血瘀发热者加大椎；血虚者取脾俞、三阴交；肾虚取太溪，以补肾气、壮肾阳、滋肾阴。

在头痛的针灸处方里，只有基础穴、经络辨证穴位和脏腑气血津液辨证穴位三者相结合的处方才是完整的针灸处方。

四、感冒

感冒首见于北宋的《仁斋直指方·诸风》，记载了"感冒风邪，发热头痛，咳嗽声重，涕唾稠黏"，这里感冒是感受之意。到了元代《丹溪心法·头痛》开始把感冒作为病证名。现在将感受风邪或时行疫毒，导致肺卫失和，以鼻塞、流涕、喷嚏、头痛、恶寒、发热、全身不适等为主要临床表现的外感疾病称为感冒。若是在一个时期内广泛流行，证候相似，称之为时行感冒。此病全年多发，以春冬季多见，但因为现在夏日空调大量使用，夏天出现感冒的也很多见。

感冒的病位在肺卫，主要在卫表。风性轻扬，"伤于风者，上先受之"，而肺居上焦，为五脏华盖，外合皮毛，职司卫外，且为娇脏，不耐寒热。外邪侵袭，肺卫首当其冲，卫阳被遏，营卫失和，正邪相争就会出现恶寒、发热、全身不适，肺失宣肃就会出现鼻塞、流涕、喷嚏等一系列症状。所以感冒一般都是实证，治疗以祛风解表透邪为原则。又因风为百病之长，可以全兼五气，分为风寒感冒、风热感冒、暑湿感冒，亦有体虚感冒。对于实证，无论在选穴还是行针刺手法时都以泻法为主；而虚证，则采取虚实结合的办法，以补虚为主。具体来说就是补益为主的穴位采用补法，对于可补可泻的穴位则采用泻法或平补平泻的方法。

感冒的选穴分为两个部分。第一部分是基础穴，第二部是脏腑气血津液辨证取穴。

【基础穴】

取合谷、风池。

《会元针灸学》："合谷者，手大指次指开阖之处，两手歧骨谷空，故名合谷。"合谷是手阳明大肠经的原穴，大肠与肺相表里，肺主皮毛，故本穴有疏风解表之功，临床上也是治疗表证的要穴，且大肠经循行于面部，可以祛风散邪、清宣热邪，对于头面五官因风邪导致的症状效果很好。

风池属于足少阳胆经穴位，是足少阳与阳维脉的交会穴，阳维主一身之表，"阳维为病苦寒热"，风池常用于治疗表证。另外，足少阳胆经"起于目锐眦，上抵头角，下耳后"，"经脉所过，主治所及"，该经穴位能治疗头面官窍疾病。因此风池有疏散少阳风热、清利头目、通利官窍的作用，对于缓解感冒所致的目胀、目痛、头痛、耳鸣等效果较好。

【脏腑气血津液辨证取穴】

风寒感冒加风门开表散寒；风热感冒加曲池疏散风热；暑湿

感冒加中脘化湿和中；体虚感冒加足三里扶正祛邪。

下面举例说明感冒的辨证治疗。

门诊患者来诊，说几天前带孙子出去玩，由于风大不小心感冒了，出现怕冷发热、眼胀，伴有头痛，食欲不振，胃中食物不断上涌，想呕，四肢无力，倦怠的症状。综合以上症状辨证为胃肠型感冒，中医辨证为伤风感冒。所以当时取了风池、合谷，并给予较强刺激。先针刺风池，眼胀、恶心欲呕消失，再刺合谷，四肢无力消失。一次便好。风池止呕制逆；四肢无力是因病邪侵入足阳明胃经，手足阳明经相通，合谷为大肠经原穴，泻合谷可以使病邪外邪，而且针刺合谷也有止吐功效。

另外，引用《实用针灸最新疗法300例》中的例子说明针灸在治疗感冒中的独特功效。一男性患者诉一周前突然鼻塞，流涕，耳鸣，自觉头部麻木不仁。整个右腿胀痛，从皮肤经肌肉一直胀痛到骨，不能按压敲击，稍不留心就痛不可忍，腿不能平放，否则发麻，行走不便，走二三十步就要休息。曾患风湿痛，就诊时穿厚衣衫，加外套，不但不出汗，而且怕寒。综合以上症状辨证为风寒外闭、郁积肌表，引起旧日风湿痛。取双侧合谷、外关烧山火，先刺右侧，运针后，患者感到身上发热，微微有汗意，头部症状消失，腿不再胀痛，出针后刺左侧，留针于外关，让患者活动右腿，并按压弹拨右腿，均无胀痛感觉，然后出针，一次治好。合谷开表，主治头面部疾病。外关为阳维脉交会穴，可以治疗头面部和腿部疾患，寒者温之，用烧山火针法，使他身上发热，微微有汗意，病邪随汗外排，恢复健康。要注意，此处只能微微有汗意，不可大汗，否则毛孔大开，又会感受风寒。风湿痛是缠绵难愈的疾病，短期内症状会消失，受了风寒又会发作，碰到这种情况，要新病旧病同治，若单纯治疗风湿，难于治好。

五、哮喘

哮喘是呼吸内科常见的疾病，包括支气管哮喘和心源性哮喘。本书讲的哮喘主要是指支气管哮喘。

从中医学理论来说，哮喘应该包括"哮病"和"喘证"。但哮必兼喘，而喘必兼哮，且二者在病因病机及治疗方面都有很多相同的地方。所以在临床上常将二者统称为"哮喘"。

朱丹溪说："哮喘专主于痰。"事实上，在临床中见到的哮喘患者绝大多数也是因为痰邪阻肺而致呼吸困难、面白唇绀，每用化痰平喘法即能喘平哮定。因此有人把哮喘的基本病理变化概括为："伏痰遇感引触，痰随气升，气因痰阻，相互搏结，壅塞气道，肺管狭窄，通畅不利，肺气宣降失常，引动停积之痰，而致痰鸣如吼，气息喘促。"

哮喘的病根在于"痰"，因此治这个病就得先把"痰"给解决掉。治"痰"当先明白痰是怎么产生的。"脾为生痰之源，肺为储痰之器，肾为生痰之本"。因此治哮喘的根本方法是使肺有宣降之机，脾有运化之能，肾有温煦之职。只有这样，痰邪才能有清除的可能，哮喘病也就无从谈起了。哮喘有发作期与缓解期的不同，因此在治疗上也要有区分，正如朱丹溪所说"未发以扶正气为主，既发以攻邪为急"。在急性期，当以"治痰先理气，气顺痰自消"为原则，采用理气化痰法；在缓解期，当以扶助正气为主，采用补肺气、益脾气、温肾阳的办法。

针灸在治疗哮喘病方面有着非常大的优势。

（一）急性期

《黄帝内经》说："急则治其标。"在哮喘急性期，当以迅速解除患者的痛苦为第一目标。哮喘时呼吸困难，绝大多数是因为痰阻气道，当以化痰通气道为首要任务。可以急刺天突，得气后行泻法，待患者呼吸喘鸣症状缓解后，立刻拔针。天突位于胸廓上口处，深处为肺系，具有宣肺降气、止咳平喘、化痰利气的功效。但天突紧靠气管与肺，故进针时需要注意进针的速度与角度，行针时也要注意行针的角度，切不可伤及气管与肺，否则将加重患者病情。

（二）缓解期

【经络辨证取穴】

哮喘多选用肺俞、大椎、风门。

肺俞为手太阴经之背俞穴，在第 3 胸椎棘突下，内对应肺脏，是肺脏之气输注于背部的腧穴，具有宣肺解表、理气化痰的功效。现代研究也发现针刺这个穴位能增加肺的通气量，调整支气管平滑肌。大椎是督脉上的穴位，是督脉与手足三阳经交会穴，被称为"诸阳之会"。针刺该穴能通调诸阳经，进而助肺脏宣调肺气，降气平喘。风门为风所出入之门户，具有疏风清热、强筋健骨的作用，临床中哮喘多由于感受风邪而发，故针刺风门使风邪有外散之路。大椎振奋人体阳气，在肺俞理气化痰的作用下，使痰邪从风门而出。三穴配合使治痰之功一气呵成。

此外，哮喘病位在手太阴肺经，故可选用太渊和合谷。

【脏腑气血津液辨证取穴】

痰多者可选用丰隆和膻中。丰隆为足阳明胃经络穴，为治痰要穴，广泛用于治疗痰湿内蕴、痰火上扰等病症；膻中为八会穴之气会，"治痰先理气"，针刺膻中能起到理气化痰的效果。喘甚者可选定喘，此穴为止哮平喘的经验特效穴。

风寒伏肺者可加风池以疏风宣肺；痰热者可泻曲池以清热化痰；肺气虚者刺太渊，太渊为手太阴肺经之原穴，为肺金之母，可治肺虚诸证；脾气虚可选脾俞或足三里；肾虚者加肾俞，若肾阳虚再加关元，肾阴虚加太溪。

六、眩晕

中医学里讲的眩晕和西医学讲的眩晕不能完全画等号。西医学里的眩晕是一个症状，很多疾病都会有眩晕的表现，如梅尼埃病、迷路炎、脑出血、颅内感染等。而中医学里的眩晕则是一个单独的病。"眩"是指眼花或者眼前发黑，比如有些人蹲久了或坐久了突然站起来会感到两眼发黑，眼冒金星，这就是"眩"。而"晕"包括两层含义：一是指头晕；二是指旋转，患病的人感到自己整个人都在打转，睁眼时更加厉害，闭眼时好些，或者感到周围的东西在旋转。因为"眩"和"晕"常常同时存在，因此习惯将它们合称为"眩晕"。眩晕病除了上述表现外，有的人可能还会出现恶心、呕吐、出汗，严重者还会昏倒。

中医学早在《黄帝内经》时期就有对眩晕的认识，经过千年的理论与临床的发展完善，对眩晕已经有了系统的认识和确切的疗效。

眩晕的病位在脑，《灵枢·海论》："脑为髓之海"，《本草纲目》说"脑为元神之府"。因此人体所需的各种营养物质，如气、血、精、津等都必须上输到脑部，以维持人体的生命活动。凡是导致脑部缺少这些营养物质的因素都会导致眩晕的发生。一般来说，眩晕可以从虚和实两个方面来考虑。虚证多是肾精不足，导致髓海空虚，或者是心脾功能异常，导致机体气血亏虚，上输到脑的气血不足。虚证眩晕即《灵枢·卫气》所说的"上虚则眩"。实证眩晕多为肝阳风火、痰湿和瘀血三者停留脑窍，占据脑窍的空间，导致气、血、精、津等营养物质无法正常上输到脑部而致眩晕。但这三者之间有明确的联系。"高巅之上，唯风可到""肝为风木之脏"，因此眩晕多与肝风有关。所以在临床中常见到的眩晕患者多是肝阳风火上扰脑窍所致。但是风有一个很大的特点，就是"风为百病之长，易夹它邪"。因此，肝风上扰脑窍，有时会同时携带痰湿到脑窍，这时临床表现以痰湿病邪侵犯人体为主要表现。而各种病邪久病入络都会形成瘀血。很多实证眩晕患者会有头重脚轻的感觉，就是因为这三个之中的有形病邪停留脑部所致。

对于眩晕的治疗，需遵守"虚则补之，实则泻之"的原则。对于肾精不足者要补肾益精；气虚者要补气生血；肝阳风火上扰者则需平肝潜阳，清火息风；痰湿阻脑者则需化痰祛湿；瘀血停脑者则需活血化瘀通窍。

【经络辨证取穴】

取百会、太冲。

针灸治疗眩晕时，常常以百会和太冲作为基础穴进行加减治疗。百会位于头顶部，邻近脑窍，且它是三阳五会，与肝、肾、脾都有密切联系，无论虚证还是实证选取百会治疗都有很好的疗效。记得有个40多岁的女性，经常头晕目眩，每次发作就会感到周围东西围绕自己旋转，站立不稳，恶心呕吐，非常难受。按耳源性眩晕治了1个多月没什么效果，就来到了我所在的科室。按照中医辨证为痰浊阻窍，采用温针灸的办法治了半个月就好了。1年后再次见到她，也没复发过。太冲是足厥阴经的原穴，可以调节肝脏和肝经的虚实，临床上既可用于肝阳上亢、肝风内动引起的肝经实证，也可治疗肝血亏虚、肝阴不足导致的各种虚证。

【脏腑气血津液辨证取穴】

（1）肝阳上亢还可以选用行间和太溪。行间是足厥阴经的荥穴，"荥主身热"，且五行属火，为肝木之子，"实则泻其子"，因此针刺本穴可平肝潜阳、清火息风；太溪是足少阴经的原穴，肾阴虚于下则肝阳无制，阴虚阳盛，易上亢扰窍，针刺太溪能滋肾以达到阴阳平衡的目的。

（2）痰湿阻窍可以选用丰隆和中脘。"脾为生痰之源"，针刺中脘可健脾益胃、运化水湿，湿化则痰无生成之源；丰隆是治疗痰证的有效要穴。

（3）瘀血阻窍可以加用阿是穴，肾精不足者可取肾俞、肝俞滋补肝肾，气血不足者可用脾俞、气海补益气血。

七、不寐

人的一生有三分之一的时间是在床上度过的。良好的睡眠，可以保证白天精力充沛，活动自如。偶尔一夜不能入睡，不能叫不寐。不寐是因为阳不入阴所引起的经常不易入寐为特征的病。轻者入寐困难，寐而易醒，有醒而不能寐的，亦有时寐时醒，严重者则整夜不能入寐。

正常的睡眠，依赖于人体的"阴平阳秘"，脏腑和调，气血充足，心神安定，心血得静，卫阳能入于阴。因为卫阳通过阳跷脉和阴跷脉而昼行于阳，夜行于阴。治疗睡眠问题着重要抓住调和阴阳。人体阴阳是一个动态平衡，外感、内伤、饮食都会引起阴阳失衡。不寐的病位在心，从病位入手：实证有肝郁化火，肝火上扰，导致心神不宁；因脾胃不和，湿盛生痰，痰郁生热，痰热上扰心神。虚证有心脾两虚，因思虑太过，损伤心脾，气血虚弱，心神失养；因房劳伤肾，阴虚火旺，心肾不交；心胆气虚，因暴受惊吓，终日惕惕，或遇事易惊，神魂不安，终致不寐。针灸治疗不寐效果很好。对于实证，无论选穴还是针刺手法都以泻法为主；而虚证，则采取虚实结合的办法，以补虚为主。具体来说就是补益为主的穴位可以采用补法，对于可补可泻的穴位则采用泻法或平补平泻的方法。

不寐的选穴分为两个部分，第一部分是基础穴，第二部是脏腑气血津液辨证取穴。

【基础穴】

取神门、内关。

《经穴释义汇解》："心者，君主之官，神明出焉。心藏神，主神，穴为心脉之俞穴，为心气所出入之处，故名神门。"失眠一症，多是因为心神不宁，神门养心安神、益智定惊的作用较著，是治疗心神疾患的要穴，且神门能补能泻，实证、虚证均可以选其进行治疗。故治疗失眠首选心经原穴神门，刺激神门可以使郁结的心气畅通无阻，运行自如。

心包是心之外卫，神明出入之窍，可以代心受邪，是心脏的保护伞。因此痰蒙心神、痰火内扰心神等原因导致的心神疾患，都可以用内关进行治疗，且心主血脉，心包带心行事，也主血脉，心包与三焦相表里，三焦主一身之气，心包别走三焦，沟通表里两经之气，故针刺内关可以理气通络，用来治疗肝气郁滞。

【脏腑气血津液辨证取穴】

肝郁化火加太冲、风池平肝降火；痰热内扰加丰隆、内庭清热化痰，和胃安神；心脾两虚加心俞、三阴交健脾益气，补益心血；阴虚火旺加太溪、劳宫滋阴降火，宁心安神；心胆气虚加心俞、胆俞补心壮胆，安神定志。

一26岁男性农民，自述两年多来彻夜不眠，白天照样有精神，能干活，近半年来出现阳痿，曾经自服药物治疗，后在西医院治疗，均无效。后到我科就诊，我想阳痿应与失眠有关，取神门、内关、三阴交、足三里等安眠穴位，针刺4次，毫无效果，细想患者有阳痿，面色偏暗，夜寐盗汗，乃心火过旺、肾水不足所致，心需肾水滋润，肾水一亏，心火独旺，水不济火，出现了失眠、阳痿。神门、内关、三阴交、足三里无滋阴补肾之功，故毫无效果。以上针刺方证不符。患者属于阴虚火旺，心肾不交。应针刺心俞、劳宫，用泻法，祛心火，肾俞、太溪用补法，增强肾水。针刺1次后，患者就能一觉睡到天亮，而后连续一个疗程，睡眠完全恢复正常。1个月后，患者再次来到门诊，诉说近日又出现睡眠不佳，甚至彻夜不眠，详细询问后得知患者近期农忙劳累，安眠不稳，依前处方针刺，1次就见效，嘱咐患者忌劳累，防复发。这是我刚上临床不久遇到的一个患者，那时对于疾病没有认真进行辨证就出现了之前的误诊，我现在经常以此自省，不要病未诊断明确就自己想当然地进行治疗，要一一进行辨证施治。

八、呕吐

呕吐是以胃的内容物从口中吐出为主症的病症，有声有物为"吐"，无声有物为"呕"，有声无物为"干呕"，因为呕与吐常常同时出现，所以并称"呕吐"。干呕与呕吐虽有区别，但是在辨证论治上大致相同，干呕可以参考呕吐进行针灸。本病大多伴有其他胃肠症状，如胃痛、痞满、腹痛等。针灸治疗各种原因导致的呕吐效果良好，但是对于有原发性疾病引起的继发性呕吐，需要进一步治疗原发病。

引起呕吐的原因很多，外感六淫、七情内伤、情志失调、脏腑虚弱都可以导致，且相互影响，兼杂致病。例如外邪可以伤脾，气滞可以导致食积，食积伤脾，脾虚成饮，临床上需要辨证求因、对症治疗。病位在胃，胃气主降，若胃失和降，气机上逆会引起呕吐。除此之外还与脾的升清，肝的疏泄有关。若脾失健运，则胃气失和，升降失职可引起呕吐；肝失疏泄，气机逆乱，胃气失和，也可以导致呕吐。呕吐实证有外邪犯胃，肝气犯胃，痰饮内停，饮食停滞；虚证有脾胃虚弱，胃阴不足。一般来说，初病多实，呕吐日久，损伤脾胃，由实转虚，也可虚实夹杂，其总的病机是胃失和降、气机上逆。治疗上以和胃降逆为主。对于实证，无论选穴还是针刺手法都以泻法为主；而虚证，则采取虚实结合的办法，以补虚为主。具体来说就是补益为主的穴位采用补法，对于可补可泻的穴位则采用泻法或平补平泻的方法。

呕吐的选穴分为两个部分。第一部分是基础穴及经验取穴，第二部分是脏腑气血津液辨证取穴。

【基础穴及经验取穴】

取中脘、胃俞、足三里。

中脘居胃脘之中，正当胃的中央，是胃经之募穴，"募犹结募也，言经气聚于此。"此处是胃腑之气汇聚的地方，手太阴肺经起于中焦下络大肠，故中脘与肺有联系。肝经的一条分支，从肝分出，贯膈，上注肺中，可见中脘与肺、肝有比较直接的联系。而比较容易发生气逆的脏腑就是肺、胃、肝三脏，针刺中脘有升清降浊之功，使六腑得以通降，健脾胃、助运化。其是治疗消化疾病的要穴。

胃俞是胃腑之气输注之处，内通于胃，胃主司受纳腐熟，胃气主降，病多实证，针刺胃俞可以治疗胃气上逆，食滞不化诸症。与中脘配伍使用属俞募配穴，加强止呕之功。

足三里是胃经的合穴，"阴有阳疾者，取之下陵三里"，即六腑有病取足三里，且足三里不仅归属于胃经，还是胃经的下合穴，通调腑气，降逆止呕，治疗胃腑疾患事半功倍。胃肠疾患无论寒热虚实均可取此穴。足三里除了调理肠胃外，还可以控制情绪上的问题，"思伤脾"就是这个意思，所以对于脾虚肝乘导致的气滞胃痛，效果也是显著的。

经验取穴：内关善于理气降逆，是止呕要穴。晕车、晕船时可以刺激内关。用一只手使劲掐按另一只手腕上的内关，若是手指刺激不到位，可以选择用硬币在中间滚动按摩，刺激效果很好，是较好的应急治疗方法。

【脏腑气血津液辨证取穴】

外邪犯胃加外关、大椎解表散邪；肝气犯胃加太冲、风池疏肝理气；痰饮内停加丰隆化痰消饮；饮食停滞加天枢消食止呕；脾胃虚弱加公孙健脾益胃；胃阴不足加三阴交滋阴养胃。

病案

李某，男，28岁，营销员。于2011年10月18日前来就诊，自述饭后即呕吐已有一月余。这位李先生因为工作需要，应酬非常多，经常大量饮酒，为避免酩酊大醉影响业务，故常常酒后立即抠喉将酒食呕吐出，多年来无任何不适，1个月前连续3天应酬不断，之后呕吐便不能自制，只要饮食入胃便不自觉地呕吐。至外院检查，告知患"慢性浅表性胃炎"，予制酸、抗炎、护胃、止呕的药物治疗，药后呕止，药停呕发。后求诊于中医，更是药入即吐，更加谈不上效果了，多方治疗无效不得已求治于针灸科。来时精神不振，面色无华，消瘦，食少，胃脘无压痛，舌淡、少苔，脉细涩。考虑是由患者的不良习惯导致胃气受损，不降反升，遂致呕吐，日久影响食物腐熟及脾的化气生血功能，呈现一派虚象。针刺急则止呕，缓则复脾胃气机。病变主要在阳明胃经，同时与太阴脾经有关。

取穴：①中脘、胃俞、足三里、内关、血海、三阴交；②中脘、胃俞、足三里、内关、天枢、脾俞、膻中。

两穴组交替使用。中脘、内关、天枢、膻中平补平泻，其余均用补法，膻中向下平刺 1.5 寸，并且针刺膻中时做深呼吸动作，足三里斜向上深刺。

治疗 3 天后食量大增，进一般饮食有恶心感，但没有呕吐，食油腻之物仍然作呕，针刺 7 日后气机基本恢复，可以正常饮食，食油腻、高蛋白食物后稍有饱胀感，再调治四五日已无任何不适。

九、胃痛

胃痛是以胃脘部疼痛为主要症状的疾病。很多古代医籍记载的厥心痛与胃痛有关。一般预后良好，而针灸治疗胃痛的疗效也是确切的。

胃痛可以发生于任何年龄阶段，上至老年人，下至几个月的婴儿。其发病没有明显的季节性，有急性发病和慢性发病之分。

那么胃痛的发病到底与什么有关呢？中医学对痛症有一个很精辟的解释，即"不通则痛，不荣则痛"。胃痛同样遵循这个原则。胃痛之初多为实证，"不通则痛"。引起不通的原因多为寒邪、食积和气滞，且三者能相互影响变生它邪。如寒邪日久能化热；食积日久则生湿热；气滞日久则血瘀，即所谓的"久病入络"。病久则导致正气耗损，而由实证转为虚证，或阴虚、或阳虚，此即"不荣则痛"。但临床所见胃痛，常为多邪杂致，或虚实夹杂。

本病从胃脘部的喜按和拒按可以大致看出患者是实证还是虚证，从而行补泻手法。

【经络辨证取穴】

取足三里、中脘、内关。

"阴有阳疾者，取之下陵三里"，即六腑有病取足三里。足三里是足阳明胃经的合穴，"合治内腑"，故凡是消化系统疾病都可以取本穴，它是治疗肚腹病的首选穴，故有"肚腹三里留"的说法。且足三里不仅归属于胃经，还是胃经的下合穴，治疗胃腑疾患自然是事半功倍。胃肠疾患无论寒热虚实均可取此穴。其是胃肠疾患常取的穴位，也是常用的保健穴。足三里除了调理肠胃外，还可以控制情绪上的问题。足三里对于脾虚肝乘导致的气滞胃痛，效果也是显著的。我曾治一因为失恋而致胃脘痛的年轻女子，除取穴膻中、太冲外还用了足三里，不出 3 日疼痛便消减，心情也舒畅了不少。

中脘穴位于胃的"中部"，是胃的募穴，是胃腑之气输注的部位，同时又是八会穴之腑会。胃痛是六腑病，针灸中有"阳病治阴"的说法。六腑属阳，腹部属阴，中脘穴在腹部，所以胃痛针刺胃经的募穴中脘，也叫"从阴引阳"。针刺中脘对急慢性胃痛都有效，尤其对于急性胃痛。之前提到的那个 10 岁的患者，治疗时就是针刺中脘，一针止痛，效果非常明显。

内关是心包经的络穴，沟通心包与三焦两条经，畅达三焦气机。同时内关是八脉交会穴之一，通于阴维脉，阴维脉与足三阴经交会于任脉，还与足阳明胃经相合，这些经脉都循行于胸脘胁腹，故有"阴维为病苦心痛"，此处的心痛实际是指心、胸、胃、胁肋、腹部的内脏疾患，而非真心痛，《标幽赋》"胸满腹痛刺内关"，所以内关可用于治疗胃痛、胃脘胀闷，且有理气降逆之功，对于胃痛伴有恶心呕吐者效果最佳。

此三穴有"胃痛三要穴"之称。

【脏腑气血津液辨证取穴】

寒邪犯胃取梁丘、神阙；饮食积滞取天枢；肝气犯胃取太冲、期门；胃阴不足取三阴交、胃俞养阴益胃；脾胃虚寒取神阙、胃俞。

病案

王某，女，31 岁，工人。于 2009 年 11 月 26 日前来就诊，平素好食辛辣，有高血压病病史。因一次好友聚会进食了大量麻辣、酒食而突然发病，症见胃痛难忍、胸胁不舒、恶心呕吐、舌红苔黄、脉弦数。综合患者表现辨证为胃热炽盛并肝火犯胃导致的胃痛，病在阳明胃经和厥阴肝经，针刺足三里、中脘、内关、太冲，强刺激，泻法，留针 20 分钟。针刺 1 次后症状明显改善，连针两天后病症完全消失。

十、泄泻

消化道疾病是常见病、多发病，病机相对来说简单、容易理解。泄泻是以排便次数增多，每天 3 次以上，粪质稀溏，甚至泻出如水样为主症的病证。泄者，泄露之意，大便稀溏，时作时止，病势较缓；泻者，倾泻之意，大便如水倾泻而下，病势较急。两者难以截然分开，并称泄泻。

那么泄泻是怎么发生的呢？

大便的形成与脾、胃、大肠、小肠有关，饮食入胃，经过胃的腐熟、脾的运化之后，进入小肠，经过小肠的分清泌浊，由大肠排出糟粕。从泄泻的概念中可看出排泄物中有大量的液体，说明泄泻的主要病机在"湿"，身体中的脏器最不喜欢"湿"的就是脾，由于"大肠小肠皆属于胃"，而脾胃相表里，所以泄泻的关键在于"脾虚湿盛"。根据患病时间的长短，泄泻分为暴泄和久泄。暴泄多为实证，由外邪、饮食导致，如感受寒湿、感受湿热、肝气郁滞、饮食停滞；久泄多是因为脏腑虚弱，脾气虚弱，肾气虚弱。对于实证，无论选穴还是行针刺手法都以泻法为主；而虚证，则采取虚实结合的办法，以补虚为主，具体来说就是补益为主的穴位采用补法，对于可补可泻的穴位则采用泻法或平补平泻的方法。

泄泻的选穴分为两个部分。第一部分是基础穴，第二部分是脏腑气血津液辨证取穴。

【基础穴】

取天枢、大肠俞。

六腑病的取穴规律是首选募穴或者下合穴。天枢是大肠经的募穴。枢，就是枢纽的意思。天枢在人体中是一个交通要道，居于腹部，为大肠腑气结聚之处，内通于大肠腑，可以辅助肠胃中水谷运化，促进人体吸收水分，排出多余的垃圾，使胃肠蠕动处于正常范围内，使胸腹之上下沟通，顺畅自如。

大肠俞是大肠经的背俞穴，是大肠腑气输注的地方，与脾胃主饮食物的消化、吸收、传导关系密切。针刺本穴有调畅肠胃的作用，与大肠经的募穴天枢同用，属俞募配穴，主治泄泻。

另外，三阴交、神阙也是临床常用穴位。

三阴交归于脾经，有健脾益气、理中补虚、清热利湿之功，且三阴交是足部三条阴经脾经、肝经、肾经的交会穴。脾主运化水湿，肾主水、司膀胱开阖，肝有通利三焦、通调水道的作用，故三阴交有很好的利水祛湿之功，根据《伤寒论》"利小便以实大便"来治疗泄泻自然事半功倍。我曾治过一个成年男性患者，因为在回家途中吃了香蕉引起一日泻下数次，给予三阴交强刺激，并留针 10 分钟。针刺后没有再出现泻下问题，足见针灸治疗泄泻及急症的疗效。

神阙位居腹中，内联肠腑，对于急慢性泄泻都可以治疗，尤其对于寒性泄泻进行隔盐灸效果很显著。

【脏腑气血津液辨证取穴】

寒湿困脾加脾俞、阴陵泉健脾化湿；肠腑湿热加合谷、下巨虚清热利湿；肝气郁滞加期门、太冲疏肝理气；饮食停滞加足三里、中脘消食导滞；脾气亏虚加气海、三阴交健脾益气。

十一、便秘

　　提到便秘，相信很多人都会认为自己得过这种病。因为大家会把偶尔因为工作或生活紧张而一两天没解大便看成是便秘，但这种便秘并不是中医学里说的便秘病。只有当1周大便少于3次，且身体有不舒服的表现，才能作为一个病来说。但是并不是说大便次数少是判断便秘的唯一依据。大便即使每天1次，但大便特别干，还很难排出来，也是便秘；或者大便不干，就是解时费劲，这也是便秘。本病可单独出现，也可以是某个病的临床表现之一。针灸治疗便秘的效果非常好，病程短者，疗程亦短，疗效显著，病程长者，疗程亦长，疗效欠佳。很多研究证实，对于一些非习惯性便秘患者甚至可以达到一针见效的作用。

　　下面从中医学的角度来看看便秘这个病的具体情况。

　　大便从肠道排出体外的过程与两个因素有关，一个是有气的推动，还有一个是肠道的通畅润滑。打个不太恰当的比方，就像蒸汽火车推动车厢在铁轨上行走一样。"气"就是火车的动力，大便就是一节节的车厢，而肠道则是供火车行走的铁轨。没有"气"的推动，肠道畅通润滑也只能滞留不下，而肠道阻塞不畅通也致使大便不畅通。因此，凡是影响这两方面的因素都能引起便秘的发生，比如燥热、寒凝、气滞、气虚、血虚、阴虚、阳虚等。在临床中为了治疗的方便，把这些因素又分为实证和虚证。燥热、寒凝、气滞是实证，而气虚、血虚、阴虚、阳虚则是虚证。实证便秘，无论选穴还是针刺手法都以泻法为主；而虚证，则采取虚实结合的办法，以补虚为主，具体来说就是补益为主的穴位采用补法，对于可补可泻的穴位则采用泻法或平补平泻的方法。

便秘的选穴分为两个部分。第一部分是基础穴及经验取穴，第二部分是脏腑气血津液辨证取穴。

【基础穴及经验取穴】

取天枢、大肠俞、上巨虚。

天枢在上个病症中已介绍过了。在读书的时候，隔壁的一个室友有习惯性便秘，食疗了一段时间，效果不明显，对针灸又有惧怕，让我想办法。我便以指做针，对天枢按揉5分钟左右进行强刺激，次日便见效，每晚1次，连续1周，大便就规律了。

大肠俞是大肠经的背俞穴，是大肠腑气输注的地方，内通于大肠。其虽与肺相表里，但与脾胃主饮食物的消化、吸收、传导关系更为密切，针刺大肠俞有通调肠胃的作用，与天枢配伍应用属俞募配穴。

上巨虚是大肠经的下合穴，《灵枢·邪气脏腑病形》说："大肠合入于巨虚上廉"，说明大肠腑和上巨虚存在着特有的生理病理联系。"合治内腑"可知上巨虚能治疗胃病、肠病各种病证，是治疗大肠腑病的要穴，无论寒热虚实便秘均可使用。

以上三穴同用可以调畅大肠腑气。

经验取穴：支沟、照海。

支沟、照海是治疗便秘的经验效穴。支沟是三焦经上的穴位，宣泄三焦火气，对于胃肠燥热型便秘效果尤为显著。照海属肾经，肾水为阴，需要阳气推动，照海可以推动肾水上升，滋养全身阴液，用于燥热型便秘效佳。《玉龙歌》中有记载："大便闭结不能通，照海分明在足中，更把支沟来泻动，方知妙穴有神功。"我刚入临床时接诊过一位30多岁的煤矿工人，因一次煤矿垮塌事故被困4天，没有饮水且精神极度紧张、恐惧，解救出来后经调治，身体各种不适均好转，唯独大便不通畅难以解决。西医院诊断为"胃肠神经功能紊乱"。来我诊室时便秘已有3个多月了，已服中西药物无数，难以忍受时只得用开塞露以解急。我当时未仔细考虑，即取天枢、大肠俞、足三里等穴治疗，针刺3日后大便仍没有动静，第4日恰好主任来检查我的工作，了解这个情况后便取来针，泻支沟、补照海、刺膻中，并告诉患者不可急躁，三四天后大便可解，之后我照原法治疗，果不其然3天后燥屎排出，再调理7天，肠腑的功能已完全恢复正常。

【脏腑气血津液辨证取穴】

热结加曲池、合谷，清泄腹热；气滞加中脘、太冲，调畅气机；阳虚加关元，补益元气；气虚加气海，补气行气；阴虚加太溪，滋阴养肾。

十二、遗尿

小儿尿床很常见，但也是让父母很头痛的事情。这种现象一般会持续到3岁。如果3岁以后还有尿床的话，就要提高警惕了。因为随着孩子的成长，经脉、气血、脏腑逐渐充实，排尿的控制和表达能力也逐步完善，正常儿童在1岁后白天已经逐渐可以控制小便，若3岁以后夜间仍不能自主控制排尿，而且经常尿床，这就是一种病态的现象，称为遗尿。当然若因为过度疲劳、睡前饮水这些因素偶然出现了尿床是正常现象。遗尿男孩多见于女孩，多见于10岁以下儿童，会随着年龄增长逐渐减少。那么遗尿与哪些因素有关呢？

尿液的生成、排泄与肺、脾、肾、肝、三焦、膀胱关系密切。肺为水之上源，脾为中流砥柱，肾主水、司膀胱开合，肝主疏泄、调畅气机。这些脏器中任何一个脏器出现问题都可能会发生遗尿。脾主运化水湿，肺主敷布津液，肺脾气虚不能制约水道，出现遗尿，称之为"上虚不能制下"；肾主水，肾阴肾阳司膀胱开合，肾气不足，膀胱气化功能失调也会导致遗尿。以上两个是虚证，较多见。实证则多见于肝经郁热。肝经循行经过阴器，抵达小腹，肝郁导致气机不畅，郁而化热，若夹湿，会导致膀胱失约而遗尿。针刺时要针对虚实不同情况进行针刺。由于小儿好奇心重、好动又怕痛，所以不留针。对于虚证者，如果有家人陪同，尽量选择灸法。

遗尿的选穴分为两个部分。第一部分是基础穴及经验取穴，第二部分是脏腑气血津液辨证取穴。

【基础穴及经验取穴】

取关元、中极、膀胱俞。

关元是任脉与足三阴经的交会穴，与肝、脾、肾关系密切，而小儿泌尿系统方面病变与肝、脾、肾三脏的功能活动关系密切，尤其是肾阳不足，下焦虚寒者尤为适宜。关元有清利湿热之效，对于肝经湿热下注所导致的遗尿疗效亦佳。

中极也是任脉与足三阴经的交会穴，且与关元相距只有 1 寸，主治大体相同，但中极是膀胱之募穴，膀胱主司水液代谢，所以所治病证是以膀胱腑证及与水湿有关的病证为主，对于湿热下注所导致的遗尿均有疗效。

膀胱俞乃膀胱腑气输注之地，内通于膀胱，膀胱主司水液代谢，故针刺本穴有清热利湿之功，可用于治疗湿热下注之证，与中极配伍应用属俞募配穴，可以调理膀胱，增强膀胱对尿液的约束作用。

经验取穴：百会。

百会位于人体至高正中之处，百脉百骸皆仰望朝会，手足三阳经与任脉交会于此，且是全身神识的交会。小儿遗尿，有些是脏腑功能不强不能控制，要调补阴阳，有的是睡梦中头脑不清醒，梦见可以小便的地方，不知道是在梦中，灸百会可以促使头脑清醒。

【脏腑气血津液辨证取穴】

肺脾气虚加肺俞、足三里补肺脾之气，增强收涩固脱之力；肾气不足加气海、肾俞补肾固元，使膀胱开合有度而止遗尿；肝经湿热加阴陵泉、太冲清利湿热、调理膀胱。

病案

邓某，男，4 岁。于 2010 年 3 月 26 日由父亲陪同就诊，述为早产儿，经常遗尿在床上，每周遗尿三四次，白天小便亦多，查小儿面色淡白，反应稍显迟缓，舌淡，苔薄白，脉沉细。诊断为肾气不足型遗尿。病在太阳膀胱经和少阴肾经，取穴关元、中极、膀胱俞、肾俞、百会，均行补法，不留针，7 天为 1 个疗程，1 个疗程后一周遗尿 1 次，3 个疗程后白天尿量减少，夜间也不需小便，即使需小便，熟睡后也可自己醒来，不再尿床。效不更方，继以前方治疗 2 个疗程后诸症皆除。

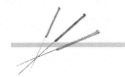

第七章

妇科病症

一、痛经

　　月经正常是女性身体健康的一个重要标志。传统的月经病询问包括周期、量、色、质四方面，但我在诊治月经病时会问患者"感觉"。很多女性在周期、量、色、质四方面都很正常，但是在行经期间有疼痛感，甚至剧痛晕厥。

　　痛经又称为"经行腹痛"，是妇女正值经期或经行前后，出现周期性小腹疼痛，或痛引腰骶，甚至剧痛晕厥。西医学将其分为原发性痛经和继发性痛经。原发性痛经是说子宫及其附件这些脏器没有明显异常，单纯是功能上的原因，多见于青少年女性。继发性痛经是有器质性的病变引起继发性的痛经，多见于育龄期女性。针灸对两者治疗效果良好，但对于原发性者效果更佳，对于继发性痛经针灸治标不治本，要找到根本，解决根本，那么痛经问题自然也就解决了。

　　痛经属于痛证。关于痛证，首先要想到八字原则"不通则痛，不荣则痛"。痛经的病位在胞宫、冲任，凡是可以引起不通或不荣的原因都可能引起痛经。气滞血瘀、寒凝血瘀导致胞宫气血运行不畅，疼痛较为剧烈，拒按；气血虚弱、肾气亏虚引起胞宫失于濡养，绵绵作痛，喜按。有些患者在行经期间，并没有腹痛、腹胀，而是出现腰骶部酸痛不适，机制是相同的，是由肾气亏虚引起的。对于实证，无论选穴还是行针刺手法都以泻法为主；而虚证，则采取虚实结合的办法，以补虚为主，具体来说就是补益为主的穴位采用补法，对于可补可泻的穴位则采用泻法或平补平泻的方法。针刺时间需要注意，一般是在行经前1周开始针刺，直到月经来时停止针刺。如果遇到特殊情况，也不拘泥于此，行经期间也可以针刺。

痛经的选穴分为两个部分。第一部分是基础穴及经验取穴，第二部分是脏腑气血津液辨证取穴。

【基础穴及经验取穴】

取三阴交、关元。

三阴交是脾经上很重要的穴位，是足部三条阴经——脾经、肝经、肾经的交点，掌管三条阴经。针刺三阴交可以健脾、养肝、固肾，对于女性的月经病特别有效，是调经的第一要穴，不管是经行腹痛还是月经不调都很有效，即使没有月经病的女性朋友也可以经常按揉三阴交。关元属任脉穴位，通于胞宫，与足三阴经交会，针刺此穴可以行气活血、化瘀止痛，灸之可以温经散寒、调补冲任。

经验取穴：阿是穴。

取阿是穴就是找痛点进行针刺，"以痛为腧"。当疾病发生的时候，人体的某一部分就会发生相应的气血阻滞，造成气血的局部性、临时性的聚集，从而出现"阿是穴"现象。当这种疾病解除时，气血的临时聚集也随之解除，阿是穴现象即消失。

【脏腑气血津液辨证取穴】

气滞血瘀加合谷、太冲。两侧的合谷、太冲合称四关。合谷为手阳明大肠经原穴，太冲为足厥阴肝经之原穴。二穴相配，为一阴一阳，一上一下，调一身之气血，理阴阳之失调，具有疏肝解郁、行气活血、定志安眠之效。二穴相互作用，相得益彰，还可以治疗失眠、焦虑症、抑郁症。疼痛引起的失眠、焦虑，应用此穴效果很好。寒凝血瘀加灸中极，散寒止痛。此穴对于内在不通的疾病效果很好，可以经常按摩，顺时针、逆时针按摩各50次。气血虚弱加脾俞、血海，益气养血止痛。肾气亏虚加肾俞，固肾止痛。

病案

陈某，女，18岁，学生，未婚。经期小腹疼痛3年余，隐痛绵绵，按住小腹稍觉舒服，经色淡，质稀，间或有瘀块。面色无华，头晕眼花，起立时更甚，精神不振，记忆力欠佳，学习成绩大不如前。舌淡苔薄白，脉细弱。就诊时正逢发作期。

诊断：痛经（气血亏虚）。

处方：三阴交、关元、脾俞、肾俞、血海。

以上诸穴均轻刺激，留针15分钟。针后上腹痛缓解不明显，仔细检查后发现右侧腹股沟正中有一淡红色小隆起，不痒、无脓、无热，压痛明显，左腹股沟无此反应点。遂更改处方。

处方：上方加阿是穴。

阿是穴用三菱针点刺出血，片刻后疼痛消失，无不适感，嘱其在下一次月经前1周进行针刺。第二次月经来时发现月经的基本情况正常了，右侧腹股沟的小隆起再次出现。这样连续治疗3个周期后痛经消失。

穴位浅析：各穴位轻刺激，久留针，有补血作用，找到反应点，进行针刺，促使气血循行正常。

二、崩漏

崩漏是妇科的常见病，但是很多人对于崩漏的理解就是在行经期间阴道大量出血，这个是不正确的。崩漏是月经的周期、经期、经量发生严重紊乱的病证，是指经血非时暴下不止或淋漓不尽，突然出血，来势急骤，血量多者为崩中，淋漓下血，来势缓慢，血量少者为漏下，两者出血情况不同，但常常相互转化，交替出现，且病因病机基本相同，所以并称为崩漏。简而言之就是一句话，月经完全紊乱。崩漏虽是妇科的常见病，也同时是疑难急重病证，要对此病引起足够的重视。

崩漏常见的病因病机有脾虚、肾虚、血热、血瘀，概括起来为虚、热、瘀，三者可单独或复合成病，又互为因果，主要病机是冲任损伤，不能制约经血，使子宫藏泄失常。病本在肾，病位在冲任、胞宫，变化在气血，表现为子宫的非时下血，藏泄无度，大量失血甚至可以危及生命。崩漏的预后与年龄和治疗有关。青春期崩漏大多会随着身体发育的成熟渐渐好转，建立正常的月经周期；育龄期崩漏，生殖功能旺盛，有部分患者可以自愈，更年期崩漏者少数需要手术治疗。对于实证，无论选穴还是行针刺手法都以泻法为主；而虚证，则采取虚实结合的办法，以补虚为主，具体来说就是补益为主的穴位采用补法，对于可补可泻的穴位则采用泻法或平补平泻的方法。针刺时间需要注意，一般是在行经前1周开始针刺，直到月经来时停止针刺。如果遇到特殊情况，那么也不拘泥于此，行经期间也可以针刺。针灸对于崩漏有一定疗效，但对于血量多，病势急者，应采取综合治疗措施。

痛经的选穴分为两个部分。第一部分是基础穴及经验取穴，第二部分是脏腑气血津液辨证取穴。

【基础穴及经验取穴】

取三阴交、关元、膈俞。

三阴交前面已经介绍过了。关元属任脉，通于胞宫，与足三阴经交会，针刺可以调冲任、理气血，灸之可以温经散寒、调补冲任。膈俞是血之会，可以调理经血，力专效宏。

经验取穴：大敦。

大敦是肝经井穴，用大敦治疗崩漏是我从一本古书上看到的验方。用灯心一根，蘸香油点燃，烧大敦一下，崩漏当即可止。如止而又崩，即在原处烧之。若原处起疱，挑破烧之，无不止矣。此治崩症神效第一方也。我每治崩漏必用此穴，效果往往都很好。

【脏腑气血津液辨证取穴】

脾气虚弱加脾俞、足三里补气摄血；肾气亏虚加灸气海、命门温补下元；血热内扰加内庭、行间清泄血中之热；气滞血瘀加两侧合谷、太冲，即四关穴。

病案

王某，女，25岁，未婚。崩漏2年余，此前月经一直都很正常，2年前因意外怀孕，自行至民营医院堕胎，之后月经便不正常，刚开始只是经量显著增多，以后几个月经期便毫无规律可言，经外院检查确诊为"功能失调性子宫出血"。平时偏食辛辣之品，性情急躁。现子宫出血无规律，经行量多，色红，经期感到胸闷胀痛，本次月经持续20天之久，色鲜红，量多，口臭，舌红，苔黄，脉数。

诊断：血热崩漏（肝火犯胃，胃火炽盛）。

本病很明显属崩漏，但其崩漏由堕胎引起，可能是堕胎时操作不规范，伤及阴血，《妇人大全良方》载"妇人以血为基本"，《临证指南医案》又说"凡女子以肝为先天"，故我以为此患者因阴血伤而波及肝血，久之肝阴血受损无以制火，则又进一步导致肝火旺，甚至肝火横逆犯胃，终致肝火、胃火炽盛的血热型崩漏。故治法以滋阴清热为主，除取以上相关穴位外，须勿忘厥阴肝经和阳明胃经穴位。

处方：三阴交、关元、膈俞、行间、内庭、血海、太冲。三阴交、膈俞、血海平补平泻，中等强度刺激，患者自觉得气即可，其余穴位均强刺激，泻法，留针15分钟，10天为1个疗程。

6个疗程后月经正常，未再出现崩漏，约两年后推荐一密友至我诊室诊治疾病，顺便询问她的近况，得知已生育一健康男婴。

三、乳少

母乳是婴儿的最佳食品，现在大力提倡母乳喂养，对孩子和母亲都很好。很多母亲在产后奶水不多，甚至没有奶水，对于这种现象中医称其为"产后缺乳""乳汁不足""乳汁不行"。古代对于子嗣的喂养很重视，历代医家对于缺乳的研究也很多、很成熟，"阳明之气血自通，而乳亦通矣"，用针灸治疗产后乳少疗效明显。

中医学认为，乳房属肝，乳头属胃。缺乳有虚证、实证之分。"脾胃为气血生化之源"，乳汁为气血所化生，若素体脾胃化源不足，导致气血亏虚，或分娩时耗气伤血，气血亏虚，都会出现乳汁不足甚至无乳可下。乳房属肝，肝主疏泄，若产后抑郁，情志不遂，肝气失于条达，气机不畅，乳脉不通，乳汁运行不畅，就会出现缺乳现象。简单地说，产妇要有充足的乳汁喂养孩子，首先乳汁运行的通道是通畅的，其次化生乳汁的气血是充足的，两者缺一不可。对于实证，无论选穴还是行针刺手法都以泻法为主；而虚证，则采取虚实结合的办法，以补虚为主，具体来说就是补益为主的穴位采用补法，对于可补可泻的穴位则采用泻法或平补平泻的方法。

乳少的选穴分为两个部分，第一部分是经络辨证取穴及经验取穴，第二部分是脏腑气血津液辨证取穴。

【经络辨证取穴及经验取穴】

取膻中、乳根、足三里。

《经穴释义汇解》："胸中两乳间曰膻。穴在两乳间陷中，故名膻中。"膻中位于两乳连线中点，为气会，是脏腑之气汇聚的地方，与气关系密切，是理气要穴。但凡与气有关的疾病，如气虚、气滞都可以用它治疗。缺乳虚证、实证都可以使用，补法能益气养血生乳，泻法能理气开郁通乳。相对而言，膻中用于气机失常实证效果更佳。

乳根位于多气多血的足阳明胃经，位于乳房下缘，故称为乳根，既能补气养血，化生乳汁，又能行气活血，通畅乳络。其用来治疗缺乳之症，效果甚佳。但是针刺手法要注意，患者取端坐位，全身放松，将乳房轻轻提起，取乳根，消毒后用 2.5 寸毫针沿皮下徐徐向乳房中央进针 1 寸，行针 1 分钟，针感向四周放射后退针于皮下，再将针尖向乳房内侧徐徐进针 1 寸，行针 1 分钟，再进 1 寸，行针 1 分钟，针感达到膻中，此时出现整个乳房胀满、酸重感，即可退针。

足三里是胃经的合穴，五行属土，是"土中之土"穴，且脾胃相为表里，是气血生化之源，后天之本，凡脾胃功能失常，气血生化不足，气血亏虚导致的乳少、缺乳，都可以选足三里来调理肠胃，补气养血，同时还可以控制情绪上的问题，疏肝解郁，通络下乳。

另外，临床常取经验穴少泽。因少泽归小肠经，乳汁来源于气血的生化，而心主血脉，小肠与心相表里，故少泽有调心气、通血脉、催乳汁、消肿痛的作用，且少泽是小肠经的井穴，五行属金，能疏泄肝木郁滞，善通乳络，是生乳、通乳的经验效穴。

【脏腑气血津液辨证取穴】

气血亏虚加膈俞、血海、三阴交以补益气血、化生乳汁；肝气郁滞加合谷、太冲以疏肝理气、通络下乳。

某患者，产后乳房胀痛，产后 30 余日尚未见到乳汁。该患者年轻时身体较虚弱，平时饮食也较少，产后未见乳汁，家人为其准备了猪蹄汤、鲫鱼汤，但是患者乳房胀痛加剧，乳汁仍是不下。该患者平素身体虚弱，产后缺乳，应是气血生化无源，但是吃了家中准备的发奶水的鲫鱼汤、猪蹄汤后，仅有乳房胀痛但是仍没有乳汁流出，说明有乳汁形成但乳道不通，不通则胀，胀甚则下一步出现痛。取膻中、乳根、足三里、少泽行气活血通络，且生化乳汁，针刺 1 次乳汁即出，便可哺乳。考虑患者平素体虚，恐有气血不足而再次出现乳少、缺乳的现象，又取膻中、足三里、膈俞，针刺了一段时间，患者感觉体力增加，精神有力，乳房胀痛亦消失，在哺乳期间奶水一直很充足。

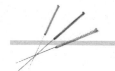

第八章
皮肤外科病症

一、蛇丹

　　蛇丹又叫蛇串疮、火带疮、蜘蛛疮、缠腰火丹等，相当于西医学的带状疱疹，其主要特点是有呈带状分布的皮疹、大疱和疼痛感。皮损的部位有一定的规律，一般分布在腰部和胁肋部，因此蛇串疮又叫缠腰火丹。其少部分分布在颈项部和面部，不过我在临床上所见的发于颈部的也不少，因此，临证时不可以机械地按发生部位来诊断，须根据临床表现仔细辨别。

　　目前中医界通常认为蛇丹的病因为湿热或热毒侵犯人体，治疗方法也多从这一方面入手，这也是很符合临床实际的。因为皮疹、大疱是蛇丹的主要表现，而这也是湿、热、毒的表现。但是，根据我的临床经验，不能仅仅从湿、热、毒入手，因为除了皮损的表现以外，疼痛也是让患者难以忍受的因素之一。谈到疼痛，会马上联想到"不通则痛，不荣则痛"，在此很明显属于"不通则痛"，为何不通？邪阻气机也！所以治疗上我强调必须注重调畅气机，气顺不仅"通则不痛"，同时还有助于除湿、清热、解毒，一法解诸症，临床应用很实用、方便。然而调气、解毒、清热、除湿之后，蛇丹就可以治愈了吗？我们是否考虑周全了？从临床来看，运用以上各种方法后仍有一些患者不能治愈，这常常让我苦恼不已。后来参加学术交流会议，就这个问题请教于一位皮肤科同道，他没有给我明确的解释，只是建议我读一读中医皮肤病专家赵炳南教授的著作。自此以后，我发现赵教授治蛇丹时不仅从实证入手还从虚证处方论治。赵教授根据"邪之所凑，其气必虚"，认为蛇丹的病因是本虚，自此我才恍然大悟，知道我之前一直忽略了一个很重要的辨证因素，这个因素就是大多数患者发病前都会有正虚的情况，比如发生于其他疾病之后、疲劳之后。现在医学也已经证实带状疱疹是感染了水痘-带状疱疹病毒，这个病毒感染后潜伏于脊髓后根神经节的神经元中，当机体免疫功能低下时容易激活而发病。现在回想起来，我接诊过的病患中有房事太过之后发病的，有节假日登山后发病的，有陪妻子逛步行街后引发的，也有风湿病患者服用地塞米松后起病的，这正好佐证了赵教授的理论。因此我在治疗蛇丹时除了用祛邪的方法以外还相当注重补虚扶正，当然疗效也就相应地更上一层楼了。有了这个认识之后我就常常思考，自己现在行医是不是很浮躁、很不细致？"正气存内，邪不可干"，这是我们每一位中医人耳熟能详的道理，但我为什么没注意到患者正虚这一实质？为什么没有将这运用了几千年的理论联系实际应用于临床？这些问题恐怕不是用一句简单的"经验不足"就能搪塞过去的，的确值得我们深思！

目前关于本病的辨证似乎有一个主流的说法，大多将本病分为肝经实火型、脾湿内蕴型和气滞血瘀型三种证型。我辨证分型时与其类似，主要分为热毒、湿热和血瘀三型。热毒型以灼热感为主，舌红苔黄，脉较数；湿热型水疱渗出比较明显，苔腻，脉象按理应为濡脉或滑数脉，但实际上我发现多为常脉；血瘀型局部皮色偏紫暗，或者对于后遗神经痛的患者，我根据"久病入络""久病多瘀"的理论也将其归入血瘀型，经临床实践经验证明这种分型方法也是非常合理的。

我曾见到有人报道说疱疹生于胁肋辨证为肝经病，生于头面部辨证为脾经病，至今仍然未能参透其道理。个人认为本病应该按其疱疹生长的部位来归经辨证，也就是说，长在哪几条经脉上就归于哪些经脉的病变，然后根据虚实而选穴施补泻手法。不过我在临床上发现了一些比较特殊的情况，即疱疹生于胁肋时患者同侧肝俞有明显压痛，生于头面时同侧风池酸胀比较明显，发于上肢同侧肩井区域有紧缩僵硬感，因此治疗时可以针刺这些穴位。当针刺这些穴位时，患者会感觉该穴位处有一种微微的舒服感或者是有一种说不清的感觉。当然由于有这些特殊穴位反应点的病例所见不多，未能系统地研究，不知能不能作为一种规律拓展开来，因此在这里写出来只供大家参考，抑或说是帮助大家拓展一下思路，科学与否还有待大家共同验证。

【经络辨证取穴及经验取穴】

治疗本病时，我主要选取龙眼、膻中、膈俞这三个穴位。我治病时一般只取一到两个主穴，极少用到三个穴，治疗本病时我选用了三个穴。因为本病需要考虑的因素较多，必须清热、除湿、解毒、化瘀、调气、扶正多管齐下才可奏效。

部分同道可能没有耳闻过龙眼这个穴位。据《中国针灸穴位辞典》记载，龙眼位于"手小指尺侧第二、三骨节之间，握拳于横纹尽处取之"。我选此穴主要是受到国医大师贺普仁教授的影响。我刚接诊带状疱疹患者时也不知道龙眼这个穴位，那时我主要从肝火上炎和脾湿内蕴这两方面辨证施治，有一定的疗效，但不能尽如人意，后来我多处求访前辈和博览群书，发现大部分医家也多从肝热、脾湿、血瘀来论治，处方虽有变化，但万变未离其宗。与此同时又试用了灯火灸、铺棉灸、铺蜘蛛网灸等方法，疗效也一般。后来读到贺教授的三通针法理论和针灸治痛理论，便认识了龙眼这个经外奇穴或者说是经验效穴，贺教授也将此穴作为主穴来运用。其他专家比如高立山和金针王乐亭等也都运用此穴治蛇丹。《中国针灸穴位辞典》说龙眼能清热利湿、活血化瘀、泻心火、清血热，因此治疗蛇丹有很好的效果。

之前已经论述，使气调畅对于本病的治疗有相当重要的意义。《灵枢》也说"用针之类，在于调气"。膻中属于八会穴中的气会，是调气的要穴，有宽胸理气、调气降逆的作用，因此用来治蛇丹也是相当合理的。我曾治一青年女性，疱疹生于左腰间1周余，有跨过前正中线的趋势，已经过中西医药物治疗，未见缓解，来时疱疹大如一角面值的硬币，但疱疹都不饱满，部分已经擦破，发热、发红也不明显，我当时便泻肝经太冲和脾经阴陵泉，龙眼点刺放血，膈俞平补平泻，不出3天疱疹便全部干瘪了，第4日死皮脱，新皮生，唯有痛还未消，我想可能有瘀血，便局部刺络，之后仍未能治愈，静下心来仔细思考之后，想起"不通则痛"，遂针刺气会膻中，针刺时用3寸毫针，针尖朝向并且尽量靠近疱疹瘢痕近前正中线端，两日后疼痛便止，其疗效让人惊叹。以后这位病友还推荐她患带状疱疹的朋友到我这里来治疗，也取此法，同样有效。

膈俞为四花穴之一，也是八会穴之血会。《类经图翼》云："此血会也，诸血病者皆宜灸之。"《中国针灸学位辞典》也记载膈俞能补气养血、宽胸利膈、平逆化瘀。本病取膈俞既取其补虚之性又用其化瘀之功，这也是针灸双向调节理论的运用。具体说来本病的基础是本虚，这在前文已经说明，因此补虚应该贯穿整个治疗过程中，而"气为血之帅"，气病又可引起血病，而且后遗神经痛时也以血瘀为主。也许有人会问，既然本病的基础是本虚，那么应该分气、血、阴、阳、精、津的亏虚，为何这里只论及气血亏虚。的确，根据中医理论是有诸多虚证，但是就本病而言，多数患者发病是各种原因导致疲劳之后引起的，而且我这里所说的正虚也并不是指"大虚"，只是患者自觉有点疲乏、无力、头脑昏昏沉沉，还谈不上阴、阳、精、津的亏虚，所以只以气血论之，我这并不是自圆其说，而是实实在在地从临床实践总结而来的结论。

操作时龙眼用刺络法，刺之前应在此穴位搓揉 30～60 秒，使局部气血积聚，然后用三菱针点刺，可挤出 4～5 滴恶血或者 2～3 滴黄色黏液，可双侧同时取，也可以单侧交替取，视患者耐受情况而定，能耐受则双侧同时取。针刺膻中时针尖一定要向着疱疹，如果患者能配合想象经气到达病所最好，这也是《标幽赋》提倡的"凡刺者，使本神朝而后入；既刺也，使本神定而气随"。针刺膈俞时虚者补，实者泻，有虚有实者平补平泻。当然我们还必须注意取用局部穴和近部穴。取近部穴时根据疱疹所在位置灵活加减，位置不定，经脉不定，取穴也就不定，故此处不一一而论。选取局部穴时我选疱疹之间的位置，一般发红的部位更好。打个比方，如果把疱疹比喻为一条蛇，则疱疹间就是鳞片之间的间隙，也就是它的软处，有时又好像蛇之七寸处，所谓"柿子挑软的捏""打蛇打七寸"，比喻虽不恰当，如此取穴的确是有良效，取得这样的阿是穴后即用围刺法或者刺络均可，但在胁肋部等相对危险的部位需注意针刺深度以确保安全。

【脏腑气血津液辨证取穴】

蛇丹分为热毒、湿热、血瘀三型。热毒者取内庭和太冲清热解毒；湿热取内庭和阴陵泉清热除湿；血瘀用三阴交和血海增强活血通络的作用。

二、扭伤

我们在日常生活、工作中总免不了磕磕碰碰而受点伤，而这其中扭伤又是比较常见的。扭伤本来不算是什么大病，只要及时进行正确的治疗，常常可以取得满意的效果，尤其是针灸治疗往往可以取得立竿见影的效果，相反则可能终身留下病根，影响今后的生活质量。

扭伤，主要是指在剧烈运动和过度运动时，扭伤身体内的肌肉、肌腱、韧带等软组织，没有涉及骨骼的损伤和皮肤破损。临床上扭伤一般有两种情况，一种属于急性扭伤，另一种是由于急性扭伤不治、失治和误治迁延而成的慢性扭伤，同时我也把慢性劳损归入慢性扭伤一大类。

扭伤的辨证极为简单。其病因病机主要是局部气血瘀滞，不需要过多考虑其他脏腑气血津液的因素，也用不着八纲理论。接诊扭伤病患时，我主要观察疼痛部位，再联系其相关经脉，根据"经脉所过，主治所及"而选穴治疗。当然也有极少数患者气血阴阳偏盛偏衰比较明显，这时也只需稍加辨证便有法可依，有穴可取，因为此种情况在临床不常见，且其辨证也简单明了，在此就不详细论述了。

虽然说根据"经脉所过，主治所及"的原则，病在哪几条经脉就选取相应经脉的穴位，但是我在临床上治疗扭伤必选刺印堂和膻中这两个穴位。对于印堂治疗扭伤的认识源于上大学时的一次见闻。当时班上有一名参加工作数年后再次上学的同学，我当时觉得他的临床经验很丰富，常常向他学习，有一次恰好遇见一位因打篮球而致急性腰扭伤的同学求治于他，其腰部活动明显受限，只可以稍微弯下腰，完全不能左右转动，可见其扭伤程度之严重。我本来以为他会针刺腰部阿是穴，出乎意料的是，他选取了印堂和委中，而且这两个穴位采用的操作方法都是刺络放血，配合腰部的活动，大约 20 分钟后就起到了立竿见影的效果。自经历这件事情之后，我就对印堂和委中这两个穴位产生了极大的兴趣，以后我遇到腰部扭伤的患者也必用这两个穴位，并且屡试不爽。临床上扭伤的情况除了腰部扭伤外，其他大小关节的扭伤也很常见。在治疗这些扭伤时，我就想既然印堂和委中能治疗腰部扭伤，两穴应该也能治疗其他部位的扭伤。通过大量的临床观察，我发现针刺印堂对各种扭伤均有效果，而针刺委中只对腰部扭伤有较好的效果，看来"腰背委中求"还是很有针对性的。关于印堂能治疗扭伤的原因，我参阅了大量文献，但最终未找到合理的解释，后来看到《中国针灸穴位辞典》记载印堂有活络疏风、镇静安神的作用，我想这大概是印堂能治疗各种扭伤的原因吧。

扭伤多有局部经络气血瘀滞，瘀滞则不通，不通则痛，而气为血之帅，气行则血行，所以治疗各种扭伤必须配合使用行气的穴位，这也符合"用针之类，在于调气"的原则。《中国针灸穴位辞典》说膻中有宽胸理气、调气降逆的作用，所以行气的穴位我选取气会膻中。临床上凡是与气滞有关的疾病，比如月经的异常、情志的异常、乳房的疾病、胃脘的疾病等我都会采用此穴，而且效果相当明显。曾治疗过一位踝关节扭伤的超市理货员，搬运货物时不慎扭伤了左踝关节，来时扭伤已经有两个星期了，之前在其他医院已经治疗过，基本上已经痊愈，只是疼痛没有完全消失，我除了针刺左踝关节局部穴位外还针刺了膻中，针刺膻中时，针体被紧紧吸住，我想这大概是气滞已久的缘故吧。针完后疼痛又好了一大半，他也信心大增，第二日继续来我诊室就诊，我仍然用前日所用的方法治疗，针完 3 次后，疼痛就完全消失了。

按扭伤部位及相关经脉选穴。

"以痛为输"这是我们耳熟能详的选穴准则之一，即选取阿是穴。除此之外还须配合相关的经脉而选穴。痛在腰，取委中和腰痛点，前者为治腰背疾病的经典穴，后者为治腰痛的奇穴、经验穴；伤及颈，取风池、后溪，一为近取，一为与督脉相通的穴；扭伤肩，近取肩井；肘、腕痛刺合谷；膝、踝痛取足三里。

膻中应当平补平泻，但需要一定的刺激强度；印堂常规针刺即可，也可点刺放血。针刺时需要注重配合患者的腰部活动。慢性腰痛可加灸，余无特殊，不必详解。

三、漏肩风

漏肩风的学名是肩关节周围软组织炎，就是平时经常听到的"肩周炎"，是肩部酸重疼痛及肩关节活动受限、强直的一种临床综合征。其多见于50岁左右的人群，多数患者呈慢性发病。初时肩部周围有微痛，常常不会引起患者注意，而后1~2周，疼痛会逐渐加重，肩部酸痛，夜间尤甚，活动受限。漏肩风很容易诊断，以肩关节的疼痛和关节受限为主要诊断标准，大家只要记住漏肩风的另外两个别称"五十肩""冻结肩"就可以明确诊断。药物和膏药对漏肩风的治疗效果欠佳，以针灸和推拿的治疗为首选。此病有自限性，一般可以自行恢复，但是时间较长。所以若得了此病不要紧张，坚持针灸、锻炼可以很快恢复。

漏肩风好发于50岁左右的人群，而这个年龄的人正气渐虚、肝肾不足、气血亏虚、筋肉失养，加上外伤劳损，风寒湿邪侵袭肩部都可以引起肩痛。肩痛日久，此处气血运行不畅，气血瘀滞，导致组织肿胀粘连，最终关节僵直，肩臂不能抬举。根据经络循行，患者若是以肩前部疼痛为主，后伸疼痛加剧者属太阴经证；以肩外侧部疼痛为主，外展疼痛加剧者属阳明、少阳经证；以肩后部疼痛为主，肩内收时疼痛加剧者属太阳经证。漏肩风是一个实证，治疗上要行气活血、舒筋活络，针刺用泻法。

【经络辨证取穴及经验取穴】

阳陵泉是足少阳胆经经穴，又是胆之合穴和筋之会穴。阳陵泉治筋病，如《灵枢·邪气脏腑病形》有："……筋急，阳陵泉主之。"故本穴对于筋病如疼痛、弛缓和拘挛都有很好的疗效，每每用此穴患者都有"解冻之状"，肩关节当即能活动。张治国老先生喜欢用单穴阳陵泉来治疗肩周炎，针刺得气后留针并嘱患者慢慢活动肩关节，每日1次，6次为1个疗程，大多数患者1个疗程就有明显改善，甚者活动自如。对于急性肩周炎无法抬举者，用后即时能使患肢上举活动。

若患者是以肩前部疼痛为主，后伸疼痛加剧的太阴经证加尺泽；以肩外侧部疼痛为主，外展疼痛加剧的阳明、少阳经证加天鼎；以肩后部疼痛为主，肩内收时疼痛加剧的太阳经证加条口。

经验取穴：阿是穴、中渚、养老。

阿是穴前面已介绍过了。用中渚治疗肩周炎、落枕、手臂痛，其镇痛效果很好，轻者1～2次治愈，重者3～5次奏效。

养老是小肠经的郄穴，小肠经循行出肩，绕肩胛，交肩上，故养老可以治疗小肠经气痹阻所导致的急性病证。除对肩周炎有奇效，对于中风后遗症上肢不能抬举之症，也有良效。针感能传至肩者，出针后即可活动自如。

著名中医学家吕景山记载治疗一老年女性患者，诉左肩关节疼痛，活动受限4个月。经询问患者经断两年，近4个月肩关节疼痛不能抬高、外展，活动受限，心情悲痛，大便干燥3～7日一行。舌红，苔黄厚，脉数。诊断为肩周炎，取阳陵泉、条口行泻法，针刺时患者诉针感传到足第二趾，嘱患者逐渐活动肩关节，幅度逐渐增大，留针20分钟，出针后患者自述肩部轻松，活动幅度明显增大，以10天为一个疗程，两个疗程后痊愈。肩周炎多是因为外感风寒之邪，客阻经络，导致气血凝泣不行，经筋受累，发为痹证。取筋之会阳陵泉往往有立竿见影之功。条口为足阳明胃经腧穴，针刺条口不仅止痛效果好，改善肩关节活动度，而且调节阳明经气血，对于大便干燥也有一定的疗效。留针过程中一定要嘱患者活动肩关节，这样才会事半功倍。

四、落枕

落枕在各个年龄段都可以出现，表现为颈项部疼痛和颈部活动受到限制，给工作、学习和生活带来极大的不便。若经常发生落枕则要注意了，因为这往往是颈椎病的一个表现。

落枕多归因于平素体质虚弱、睡觉姿势不正确、颈部活动幅度过大、颈部受凉等使局部气血不和，筋脉拘挛。

落枕用针灸治疗在辨证上与其他疾病相比较简单，不需要运用很多脏腑辨证和气血津液辨证等知识，从临床来看，用得较多的是经络辨证。落枕的疼痛症状出现在项背部，行于项背的经脉有督脉、足太阳膀胱经、手太阳小肠经、手少阳三焦经、足少阳胆经、手阳明大肠经，按"经脉所过，主治所及"道理来讲，落枕与这几条经脉病变密切相关，但经临床实践检验落枕一般与督脉、太阳经、少阳经有关。《灵枢·经脉》里关于手阳明大肠经循行路线描述有"大肠手阳明之脉……上肩，出髃骨之前廉，上出于柱骨之会上"，因此有人提出在阳明经上取穴治疗落枕。我在临床上也做过相关观察，取肩髃治落枕外侧颈部疼痛，疗效不佳，这从单个方面佐证了落枕与阳明经病变关系不大。

治疗落枕的基本穴位我常选落枕穴和承山。落枕穴又名外劳宫，属经外奇穴，有明显的活血通络、解痉镇痛的作用，对治疗落枕有奇效。刚入临床时我对经外奇穴的认识表浅，在我的潜意识里，经外奇穴是不入流的，不是正统的，故治疗落枕时自然不会选取落枕穴，治疗起来也毫无章法，只以阿是穴为主。后在民间见一老妪给人治落枕时每用此穴，才引起了我的重视，后又验之于临床，治疗落枕确有奇效。承山在《铜人腧穴针灸图经》中记载可治疗"霍乱转筋，大便难"，在《针灸大成》里又可治疗"脚气膝肿，胫酸脚跟痛"，故而大多医家用于治疗肛肠和下肢的疾病，我也曾一度以为如此。然而陆陆续续在许多刊物上看到有用承山治疗落枕的经验，我便抱着试一试的态度，结果也屡有良效，尤其是配合落枕穴效果更佳。知其果必求其因，这是做学问应有的态度，然而我却一直未能参透承山治疗落枕的原因，也未看到有关的机制研究和文献。若硬是牵强来讲，大概是与足太阳膀胱经有关，因其经脉"循肩髆内""下贯胛"，"经脉所过，主治所及"。落枕一病属筋病，膀胱经经脉病候有"项如拔""是主筋所生病者"，再者足太阳经筋为经筋之首，其循行路线也"上挟脊上项"，"项筋急"也为足太阳经筋病症之一，以上这一派理论讲的均是整个太阳经脉或经筋与落枕的关系，但究竟承山与足太阳经筋有何关系，与落枕又有什么联系，虽勤奋研究，积极探索也一直未见结果，还望各同行共同努力探索。

在辨证方面，如前论述，主要以经络辨证为主。根据疼痛部位与经脉的联系而辨病在何经或哪几条经脉上。痛在项部则病在督脉；痛在项背部且局限于背部中线附近责之督脉和膀胱经；痛在项背部，背外侧部痛甚则病在督脉与手太阳小肠经；痛在颈侧部则为少阳经病变。需要注意的是，大多数落枕并不局限于某一条的经脉病变，尤其是单一的督脉病变是很少见的，我在临床还发现每逢落枕必有督脉的病变，因此无论哪种落枕都可不假思索地选用项部的督脉穴。

至于辨证选穴，除了基本穴外千万不要忘记阿是穴，它在疏通局部经络气血方面是功不可没的。若病在督脉可选风府和大椎，还可选取后溪，因后溪通督脉；病在督脉和膀胱经选取局部经脉的穴位；病在督脉和小肠经也可取后溪以达到一穴通两经的目的；病在少阳经可加风池和肩井，这两个穴位都是少阳经的常用穴，《针灸大成》甚至直接说风池主"颈项如拔"。本病的操作应该遵循一定的章法。操作时，先针刺远端各个穴位，针刺每个穴位时均需配合适当的颈部活动，待颈项拘挛稍微舒缓后再刺局部诸穴，达到增强活络缓筋的效果。针刺结束后，以指代针，用一指禅手法同时推拿双侧承山，用力宜重，也必须配合颈部的活动。我通过大量的临床观察发现，遵循此治疗方法比纯粹的针刺效果要好得多。

针刺时先针远端穴位。承山可向颈项部方向深刺至 2 寸，并且用强刺激平补平泻手法，尽可能使经气上达至病灶，得气后可用滞针法留针 20～30 分钟。落枕穴刺法基本上与承山相同，针刺深度可达 0.8 寸，脂肪组织肥厚者甚至可以深刺至 1 寸。关于后溪的应用，有医家提倡用后溪透合谷针法，我认为不一定非用透刺法，用常规强刺激手法即可。针刺远端穴位时均要配合颈项部的活动，这一点是相当重要的。待远端穴得气后即针刺局部、近部的穴位，这些部位的穴位操作均与常规刺法相同，无需多言。

五、腰痛

很多人都有过腰痛的经历，比如说干活时闪着腰了会腰痛，腰椎间盘突出的人最大的痛苦就是腰痛……一般来说，腰痛的病因从外向内可分为腰部软组织损伤（劳损、拉伤、扭伤、刀伤等）、肌肉风湿（强直性脊柱炎等）、腰椎病变（腰椎骨质增生、椎间盘突出、脊柱结核、肿瘤等）、内脏疾病（肾炎、肾输尿管结石、妇科病等）。因此，腰痛的病因是非常多的。有过腰痛病的人都知道针灸治腰痛的效果很好，甚至有立竿见影的效果。那么，是不是说凡是腰痛，针灸都能治呢？答案当然是否定的。针灸对腰肌劳损及肌肉风湿疗效最好，对腰椎关节病疗效也不错，但是对于韧带撕裂之类的，疗效就比较差了。对结石和一些妇科病针灸的效果也是不确定的，比如肾结石是在输尿管口以下，针灸只能起到临时止痛的效果，而不能根治。像脊柱结核、肿瘤等引起的腰痛，就不能选择针灸。所以，腰痛病需要在西医 CT、MRI 等的辅助诊断下，具体情况具体分析。

以上是从西医学角度来分析针灸对腰痛的治疗情况，下面从中医学角度说说针灸为什么能治腰痛和怎样治腰痛。

从中医学的角度来看，腰痛病因大体可分为外感、内伤、跌仆损伤这三大类，但是不论是何种原因导致的腰痛都无外乎"不通则通，不荣则通"这个基本准则。外感引起的腰痛为风、寒、湿、热诸邪痹阻经脉，气血运行不畅，从而引发了腰痛。同样，跌仆损伤等劳力扭伤会引起气滞血瘀、壅滞经络、经脉不通、血脉凝滞，一样会引起腰痛。以上皆属于不通则痛导致的。而内伤腰痛则多责之于先天禀赋不足、老年精血亏虚及房劳过度，导致肾精亏虚，腰府失养，不荣则痛，继而引发腰痛。

那么，怎样鉴别这三大类的腰痛呢？外感腰痛起病都比较急，腰痛会比较明显，通常伴随有外感的一系列表现，如发热等。内伤腰痛起病较隐匿，疼痛也不如外感那么剧烈，多表现为酸痛，病程比较缠绵，多为虚证，肾为腰府，故更多见于肾虚。跌仆损伤，起病较急，多有明显的外伤史，因其会导致气滞血瘀，凝滞血脉，故会有一系列瘀血的表现，如痛处固定、瘀血症状明显等。

针灸还讲究经络上的辨证。腰部的主要循行经络有足太阳膀胱经、督脉、带脉和足少阴肾经。前三条经脉在腰部的循行一目了然，但是又从哪里可以看出足少阴肾经也循行腰部呢？《灵枢·经脉》中提到少阴肾经"上股内后廉，贯脊属肾"。从疼痛部位来讲，痛在腰脊中部，为督脉病证，痛在腰际两侧的则可认为是足太阳经病变。

【经络辨证取穴】

治疗腰痛主要以督脉和膀胱经的穴位为主。"以痛为输"也是亘古不变的取穴法则。这都要根据腰痛部位、原因灵活选穴，不可局限于一穴或二三穴。除了这两种经典选穴方法必取以外，我在临床上肾俞和委中也是一定要针刺的。

委中是膀胱经的合穴，是膀胱经经气汇聚的地方，针刺此穴可很好地调节膀胱经经气而治腰痛。此外，委中还是针灸的四大要穴之一，"腰背委中求"也是我们所熟知的。古人对本穴也有很多的认识，《灵光赋》云："五般腰痛委中安。"对于急性的腰扭伤所致的腰痛，早在《黄帝内经》就提出可通过委中放血治疗，如《素问·刺腰痛篇》曰："足太阳脉令人腰痛，引项脊尻背如重状，刺其郄中"。

取肾俞主要是受到"腰为肾之府"的影响。可能在大家的心目中肾俞是一个纯补的穴位，但我认为不是这样的。《黄帝内经》说："腰者肾之府，转摇不能，肾将惫矣。"《诸病源候论》也说："劳伤肾气，经络既虚，或因卧湿当风，而风湿乘虚搏于肾，肾经与血气相击而腰痛。"因此，根据这两段记载我认为针肾俞既能补肾之虚又能泻腰部实邪而能治疗各种腰痛。经临床验证，肾俞的确是治疗各种腰痛的有效穴位，而且我还觉得肾俞简直就是与腰痛抗争的一员儒将，有勇有谋，可进可退，治起腰痛来显得游刃有余。

腰痛涉及督脉、带脉、足太阳膀胱经及足少阴肾经。疼痛如在腰脊中部，即督脉腰痛，可以加上腰夹脊以及后溪。后溪为八脉交会穴，通督脉，有通经活络之功效。如疼痛在腰部两侧，即为膀胱经腰痛，可加昆仑。昆仑为膀胱经的经穴，是足太阳经经气正盛的部位，通络止痛效果明显。

【脏腑气血津液辨证取穴】

寒湿腰痛加腰阳关，并且可配合上艾灸 5～15 分钟；瘀血腰痛可加上膈俞，膈俞乃八会穴之血会，有活血通脉的作用，还可配合刺络拔罐的治法对其进行治疗；肾虚腰痛加三阴交、太溪，若是肾阳虚可加灸法配合治疗。

　　操作方面，以上穴位按照规范，常规针刺就可取得满意的疗效。

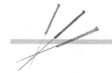

第九章

五官科病症

一、目赤肿痛

关于目赤肿痛，目前医学上有不同的认识。有的观点认为目赤肿痛就是俗称的红眼病，相当于西医学的结膜炎，还有人认为目赤肿痛不是单独的疾病而是很多眼部疾病的表现之一。对于这些不同的观点我们暂且不讨论，只是我要说明的是，这里所讲的目赤肿痛主要是指相当于西医学结膜炎的一种疾病而不是众多眼部疾病的表现。

目前各医家对目赤肿痛的分型也没有形成统一的观点。有的分型非常详细，有的比较简约。我用针灸治病素来奉行简单、实用、有效的原则，因此，根据这几年的临证经验，我把目赤肿痛分为风热型和热毒型两类。风热型和热毒型表现相似，都有目赤痛、怕光、流泪等表现，区分点主要在于病变程度的轻重。热毒型症状较重，疼痛更加明显、流泪更多、分泌物也更多。我查阅过许多参考书籍，发现大多以舌脉来区分证型，但从临床实际来看多不大实用，因为我发现很多目赤肿痛患者都没有苔黄、脉数等表现，反而呈现常人之脉象，因此还得四诊合参，多方面综合考虑。

【经络辨证取穴及经验取穴】

治目赤肿痛基本穴我选睛明和太冲。我想只要是中医，遇到眼部疾病都会毫不犹豫地使用睛明，其临床疗效也是经过验证的，但是很多人可能是知其然而不知其所以然。睛明治眼疾首先是起到局部治疗作用，局部经气畅达了，气血流通了，病邪自然就被驱逐了。睛明与其他经脉联系紧密，这也是我选睛明治眼疾而不选其他局部穴位的主要原因，《灵枢·邪气脏腑病形》说："十二经脉，三百六十五络，其血气皆上于面而走空窍，其精阳气上走于目而为之睛。"《灵枢·口问》说："目者，宗脉之所聚也。"《素问·五脏生成》也说："诸脉者，皆属于目。"这些都说明了经络源源不断地输注气血，才维持了眼的各种功能，证明了目与部分经络的联系是非常紧密的，而睛明恰恰是手太阳小肠经、足太阳膀胱经、足阳明胃经、阴跷脉和阳跷脉的交会穴，针刺睛明可起到一穴通诸经的效果。目赤肿痛的病因常为风热和热毒，且血充于白睛而呈红眼状态，所以治疗上相应地需要采用疏风、清热、活血的治法。而睛明在《中国针灸穴位词典》里记载有疏风清热、活血通络和明目的功效，因此也刚好契合目赤肿痛治疗的需要。我曾单纯用睛明治疗过好几例轻度的目赤肿痛，用灵巧的、轻缓的捻转泻法，一般针刺2～3次便可痊愈。

太冲也是治目赤肿痛必用的穴位，尤其是病症比较严重时。刚接触目赤肿痛时，我一般只会取睛明等局部穴，多能奏效，若不效时根据"面口合谷收"的理论而泻合谷，本来是胸有成竹的，可结果却不尽如人意。后来又根据上病下治的针灸治疗原则试了多个远端穴，仍然没有收到满意效果。有一次和学生们聊天时提到了这个问题，有个学生说"肝开窍于目"可以考虑肝经穴位，我听到这里顿觉如醍醐灌顶。"肝开窍于目"这句话实在是太经典了、太熟悉了，可偏偏就是没有联系到实际运用中去，实在是作为一名学者的遗憾。这之后的一段时间里，我一直孜孜不倦地寻找肝经上的某个奇特的穴位。通过查阅相关文献，我发现行间和太冲都有调肝血、疏肝气、泻肝火的作用，为作进一步比较，我又进行了大量的临床观察，结果太冲治目赤肿痛的效果比行间优越。这些临床观察是我亲自参与做的，其正确性毋庸置疑，可从中医理论上却难以解释。因为根据熟知的中医理论，行间为足厥阴肝经的荥穴，"荥主身热"，可泻热止痛，其五行属火，为肝木之子穴，"实则泻其子"，因此综合说来行间应该擅长于泻目赤肿痛之热邪，但为什么其效果没有太冲好呢？后来就这个问题我详细咨询了一位比我年长的针灸专家，她笑了笑只淡淡地说了一句"原穴擅治五窍病"，至此我才恍然大悟，之后运用太冲也就更加得心应手。

【脏腑气血津液辨证取穴】

我倾向于将目赤肿痛分为风热和热毒两种证型。辨证选穴时风热型加风池、曲池，共奏祛风、疏风、明目、清热的功效；热毒型选大椎、内庭，大椎散诸阳经之热，内庭有承气汤的功效，擅长于清泻阳明，二穴合用可散热解毒。

以上是本病的选穴思路，但是千万不要忽略了眼睛局部的穴位，我在本书中没有详细说明局部穴，并不是说它们在本病的治疗中不重要，而恰恰相反，少了它们是万万不可的。这就好像行军打仗，以上诸穴好比远道而来的精英部队，而局部穴则是本土军队，它们灵活、快捷，还能起到引导的作用，因此局部穴位如太阳、攒竹、承泣等是必须使用的，当然并不是这些局部穴位一次性全部针刺，可以分批次地灵活加减运用。操作时局部穴常规针刺，睛明需谨慎操作，可刺至1寸，用轻缓的捻转泻法，禁止提插，针完后一定要压迫止血2～3分钟，其他穴位也常规针刺，重用泻法。

二、耳鸣耳聋

耳鸣耳聋是两个单独的疾病。耳鸣是指自觉耳内鸣响，耳聋是指听力的减退或丧失，二者常常可以同时出现，临床表现虽然不同，但病因病机基本一致，所以在这里合而论之。

耳鸣耳聋责之肝、脾、肾三脏，我国古人对此就已经有所认识，有关文献在《灵枢》《素问》中有很多论述，其病因病机也都围绕这三脏展开。虽说与这三脏有关，但关于耳鸣耳聋的病因，众多医家却有不同的认识，总结起来，引起耳鸣耳聋的病因大致有外感风邪、肝胆火盛、痰火蕴结、肾精亏虚、脾胃虚弱等。经过多年的临床经验，我对此有自己的认识。我认为耳鸣耳聋的患者很少见到由脾胃虚弱引起的，也很少见到单纯的肾精亏虚，比较常见的是肝胆实火、痰火蕴结和肝肾阴虚，若是由外感导致的多以风热常见，所以辨耳鸣耳聋首先应分清属虚还是属实，然后再进行下一步的详细辨证。如何分清虚实呢？实证多有口苦、面红、发热、苔黄等热象，耳鸣者耳内鸣声洪大；虚证基本上都会有腰膝酸软、乏力的表现，耳鸣者耳内鸣声比较细小。需要注意的是，有很多医师常常以病程的长短来界定虚实，我以为这是不完全正确的。以此法来定虚实确实简单易懂，多数情况下也能准确辨证，但有时也会有偏颇。耳聋的患者病程的长短与病症的虚实一般能一一对应，而耳鸣则不一定，我见过很多耳鸣呈现一派热象者病程都很长。刚入临床时我也未注意到这个问题，予补肾大法治疗，结果可想而知，当然是火上浇油了。所以还是那句话——"四诊合参"才能准确掌握病情。

【经络辨证取穴及经验取穴】

治耳鸣耳聋，耳门、听宫、听会是一组经典穴位，其临床疗效已经经过了历代针灸学家的验证。但是这三个穴位要么位置表浅，要么位于关节附近，使用起来多少有些不便，尤其是很多初学者，在这狭小的地方实在是难以下针。根据临床实践，我找到了翳风和中渚这两个可以和以上经典穴位相媲美的穴位。这两个穴位都是手少阳三焦经穴位，三焦经"从耳后入耳中，出走耳前，过客主人"，因此该经上穴位可治耳部疾患，可是这种解释是否合理呢？很显然不合理，因为与耳有关的经脉可不止三焦经一条经脉，正如《灵枢·邪气脏腑病形》里说："十二经脉，三百六十五络，其血气皆上于面而走空窍，其精阳气上走于目而为睛，其别气走于耳而为听。"与耳有关的经脉还有足少阳胆经、足阳明胃经、足太阳膀胱经、手太阳小肠经等，因此选这几条经脉上的穴应该都是可以的，但仔细探索可以发现，这几条经脉中又以手足少阳经与耳的关系最密切，因为它们都"从耳后入耳中，出走耳前"，所以现在就可以得出治耳鸣耳聋从手足少阳经论治的结论。而足少阳胆经的穴位我们也不是没有应用，比如听会，只是我觉得用起来不是很方便，暂且不论罢了，这就是我选取三焦经穴的原因。

　　翳风是手少阳三焦经和足少阳胆经的交会穴，起到一穴通两经的作用，擅治与三焦和肝胆相关的疾病。《中国针灸穴位辞典》说该穴有疏风清热、化瘀通络、聪耳明目的功效，同时翳风又位于耳后，可加强局部的治疗作用，因此用其治耳鸣耳聋我觉得是再适合不过了。记得有一年在老家过春节时，一群孩子放鞭炮，其中有个小孩子不小心被鞭炮震了耳朵，顿时耳内嗡嗡作响。我粗略地检查了这个小孩，外耳道无出血迹象，也没有异常分泌物，听力正常，无耳和头部疼痛，因此我断定应该只是鼓膜受到了影响，由于我当时没有针具，只好以指代针，重刺激耳门、听宫、听会，因这些部位皮下脂肪极少，点揉时疼痛剧烈，小孩难以忍受，遂改用翳风，大概15分钟后耳鸣声便大减，在热闹的地方几乎感觉不到耳内声响，但安静时仍然觉得明显。第二日继续刺激翳风，同时还佐以中渚、阳池等穴，病变也没有多大改善，由于我假期期限已到，临走时嘱咐他家人坚持按揉翳风，后来母亲打电话说邻家小孩的耳鸣在我走后第 2 天就已经好了。

运用中渚治疗耳部疾患古已有之，比如《针灸甲乙经》中就有"耳聋，两颞颥痛，中渚主之"，现代针灸大家如贺普仁、石学敏等治疗耳部的疾病也多喜用中渚。然而为什么选用中渚治耳鸣耳聋这个问题却困扰了我很久。一天，我随手翻阅诗集，读到杜甫的《登高》："风急天高猿啸哀，渚清沙白鸟飞回；无边落木萧萧下，不尽长江滚滚来来；万里悲秋常作客，百年多病独登台；艰难苦恨繁霜鬓，潦倒新停浊酒杯。"其中"渚清沙白鸟飞回"一句引起了我的注意，我无意识地联想到了中渚，便穷根究底，翻阅了《康熙字典》，查得"小洲曰渚"，这时我又想到了《素问·灵兰秘典论篇》中"三焦者，决渎之官，水道出焉"，也就是说，三焦是主管水道的，就好像是川流不息的湘江，中渚就是湘江中的橘子洲，水中小洲是江河中泥沙集聚而成的，而中渚是三焦经经气集聚之处，因此，针刺中渚可有效地调节三焦经的经气而治耳疾。以上这些虽然是我的连篇浮想，但这应该也属于中医的取象比类的思维方法吧。如果说这是无稽之谈，那么我想运用标本理论来认识中渚在本病中的作用应该是站得稳脚跟的。"标"和"本"分别指的是十二经脉之气弥散和集中的部位，经气集中于四肢部位为"本"，扩散于头面和躯干为"标"，三焦经的"本"在中渚，"标"在头部丝竹空，因此，根据标本理论中渚擅长于治疗头面官窍的疾病，同时它又属于三焦经穴，所以可治疗外感及内生实火、虚火引起的头面五官的疾病。

【脏腑气血津液辨证取穴】

我将耳鸣耳聋分为外感风邪、肝胆实火、痰火蕴结和肝肾阴虚四个证型。外感风邪取近部风池疏风祛邪、疏通局部经络、畅达局部气血；肝胆实火刺行间清肝；痰火蕴结用丰隆、内庭豁痰湿、泻痰火；肝肾阴虚借三阴交调肝肾，补太溪益肾水。

以上便是耳鸣耳聋的基本选穴原则。治疗时先刺远端穴，尽量使经气通达到头面部，然后再针刺耳局部的穴位。若医者的技术过硬，患者也能够接受的话，耳门、听宫、听会还是必须针刺的，毕竟是治疗耳疾的经典穴组。本病针刺时除了头面的穴位以外尽量重刺激，尤其是中渚，只有重刺激才能很好地激发、调节三焦经的经气。翳风在《中国针灸学位辞典》中记载可以深刺至2寸，但我不赞成这种刺法，尤其是经验不足的学者就更加要注意了，因为有人报道过深刺翳风导致呼吸衰竭的案例。中渚在《一百二十穴玉龙歌》中说到治臂腕痛时有"更有一穴名中渚，泻多勿补疾如轻"的说法，据我的经验这句话借用到治疗本病也非常合适，针刺中渚时一般都用泻法，即使用平补平泻法疗效都会大打折扣。

三、牙痛

"牙痛不是病，痛起来要人命。"这句话很形象地描述了牙痛的特点。牙痛不是一个独立的病名，很多的疾病都会引起牙痛或者有牙痛的表现，不痛的时候无任何其他不适症状，可这牙却像小孩子的脾气，不知道什么时候就发脾气了，若这牙痛跟你较起真来，还真是让人痛得受不了，很影响生活、工作和学习。

一提到牙齿，自然会想到与牙密切相关的手阳明大肠经和足阳明胃经，因为大肠经入下齿，胃经入上齿。这两条经也确确实实对牙痛的诊断和治疗非常重要，因为牙痛常常由火邪引起，火邪可以从体外而来也可以由人体内生，有虚火和实火之分，然而无论是虚火还是实火都是通过这两条经脉引起牙痛的，即火邪循经上炎而致牙痛。由此便不难得知，牙痛一病的辨证主要有经络辨证、病性辨证和脏腑辨证。

经络辨证是最基本的，也是最简单的，上牙痛病在同侧足阳明胃经，下牙痛病在同侧手阳明大肠经，上下牙都痛则责之手足阳明经，非常容易辨别。其他辨证主要分外感和内伤两类。外感主要是由于风火外袭，这种牙痛发作比较急，疼痛程度比较剧烈，伴发热、口渴，舌红苔黄，脉浮数；内伤又分虚实两端，实者多为胃火上炎，此种牙痛也较剧烈，常伴口臭、便秘，舌红苔黄，脉数，虚者多由肾阴亏虚，虚火上炎所致，疼痛性质多为隐痛，时发时止，可有腰膝酸软、牙根动摇不固，舌红少苔，脉细数。

【经络辨证取穴及经验取穴】

治疗牙痛的经络穴位我选合谷和翳风。

选合谷的道理很简单，主要根据就是"面口合谷收"，但据我的理解，还可能与合谷是大肠经原穴有关。《难经》记载"三焦者，原气之别使也"和"三焦行诸阳，故置一输名曰原"。由此可见，原穴与三焦的关系异常密切。而牙痛又往往与三焦之火尤其是中下焦之火有关，故而我认为这也是合谷治疗牙痛有奇效的原因之一。关于合谷治疗牙痛的中医理论和文献古籍虽不多见，但其临床实际应用在诸医家中却很常用，我在临床上也进一步验证了合谷治牙痛乃至头面部疾病的神奇疗效。比如，我的母亲早些年不知道什么原因突发左眼肿痛和右侧上磨牙痛，在小诊所静脉滴注抗炎药后，不仅无痊愈迹象反而还有加重之征兆，后又寻得一中医，说是肝胆火旺，横逆犯胃而致肝火熏目，胃火上炎，予清肝泻胃方药也未见效。我当时刚学习针灸不久，还不敢为母亲针治，俗话说病急乱投医，我也只好一试。我很清楚地记得因为胆小，不敢针刺头面局部的穴位，就只用了合谷这一个穴位，针1次便痛减，3次后便肿消痛止了。当然，合谷也不是万能的穴位，虽说对部分牙痛均能收效，但对胃火上炎而致的牙痛效果更好，对其他牙痛略逊一筹。

取翳风主要受针灸专家彭静山教授的影响。翳风为手少阳三焦经穴，既可祛风又可清三焦火，同时其还位于牙的局部，可调局部经气，止局部疼痛，因此可以治疗风火、胃火和虚火等各型牙痛。后详读针灸医籍，发现翳风治牙痛也多有记载。比如《备急千金要方》记载翳风能治"下牙齿痛，牙齿龋痛"，宋朝《铜人腧穴针灸图经》曰其"治颊肿牙车急痛"等，《针灸大成》和《类经图翼》中也有类似的记载，这就加强了翳风在治疗牙痛方面的地位。临床上，翳风和合谷同用可起到协同加强的作用。这两个穴位治疗牙痛的作用有同有异，同者皆能泻邪止痛，不同的是，合谷偏于直接止痛，翳风擅于清火。当然这只是我个人观点，仅供参考。

牙痛与两条阳明经息息相关，上牙痛责之于足阳明经，我用该经之荥穴内庭，《针灸甲乙经》有"下齿痛……内庭主之"之说。此穴位于足部，在下，属上病下治，且此穴五行属水可达抑火之功，也就是说，对由热引起的牙痛尤为合拍，这是经过临床验证的；下牙痛取手阳明经穴，疼痛不是很厉害时，取用基本穴合谷足矣，若疼痛较甚，可加用曲池，增强清热止痛的功效，《针灸甲乙经》记载曲池主"耳前痛，齿痛，目赤痛"，由此可见，曲池擅治头面诸痛。

【脏腑气血津液辨证取穴】

风火牙痛取手少阳经之外关和足少阳经之风池，两穴配合有疏风散热之功效，国医大师贺普仁治此型牙痛用的也是这两个穴位，其功效毋庸置疑。胃火牙痛，主要是泻胃火，也取胃经上荥穴内庭，此穴在前已有论述，这只是不同的辨证方法相同的治疗作用罢了。虚火牙痛主要责之肾水不足，取穴为太溪，该穴擅长于滋肾阴而泻相火，《通玄指要赋》中"牙齿痛，吕细堪治"指的便是此型牙痛。

临证时，务须仔细辨证，灵活地将以上辨证方法结合起来。

操作时，实证用泻法，虚证用补法，具体而言，合谷、翳风、内庭、曲池、外关、风池均用捻转泻法，强刺激，可留针 30～40 分钟，翳风不可深刺，一般 0.8～1.2 寸即可。临床有深刺翳风穴 2 寸致呼吸衰竭的报道，需谨慎。太溪用捻转补法，可留针 20～30 分钟，配合补肝肾之品收效更快。

四、咽喉肿痛

咽喉肿痛常常表现为咽喉红肿疼痛，吞咽食物时疼痛不适，甚至难以进食，且很容易进展为慢性疾病，缠绵难愈。

咽喉肿痛常见于咽炎、扁桃体炎。针灸之前须分清虚实，虚者多见于老年人群和久病患者，常呈一派阴虚火旺的表现，实者可因胃火上炎也可由风热壅肺引起。因此，针灸选穴除了基础穴以外还必须根据虚实两个方面加减。

【经络辨证取穴】

本病选取合谷和廉泉。从针灸理论和临床疗效方面来看，天突比廉泉更合适，但根据操作的方便性和安全性综合考虑，廉泉比天突更胜一筹。

肺的功能之一是主气、司呼吸，《灵枢·忧恚无言》说"喉咙者，气之所以上下者也"，即喉为肺之门户，合谷为手阳明大肠经穴，大肠与肺互为表里关系，再加之"面口合谷收"，因此合谷便成为治疗咽喉肿痛的必选穴位之一。在临床应用中合谷使用的频率也是相当高的。治疗本病时石学敏院士、贺普仁国医大师也喜欢用合谷。我在治疗本病时也必取此穴。有时候部分咽喉肿痛的患者针刺合谷也会有反应。比如有一次接诊一位女性患者，她当时咽喉肿痛反复发作有四五年了，不能吃任何刺激性的食物，在准备刺合谷、肺俞时发现这两个穴位有明显的压痛，甚至合谷都不能轻轻触碰，针刺时反应也很明显，患者一度拒绝针刺合谷，我耐心解释很久才针刺成功，而且疗效也出乎意料，当时以为需要10余天才可见效，可实际上针刺5次后患者几乎就感觉不到疼痛了，而且咽喉充血消失，但肿大仍有，再继续巩固四五次后咽喉无疼痛，肿大没有消失，我想这应该达到了最理想的治疗效果。

廉泉治病不偏不倚，可治疗虚实两端的疾病，而廉泉又邻近咽喉，有很好的局部治疗作用，因此可以治疗各种类型的咽喉肿痛。廉泉又叫本池、舌本，为任脉和阴维脉交会穴，阴维脉又维系一身之阴经，而五脏之经脉皆会于咽喉、连舌本，尤其与肾关系密切，因此该穴可主生津液，其液不绝如泉，故可灭虚实之火。

【脏腑气血津液辨证取穴】

（1）虚证：咽喉肿痛的虚证常呈现为阴虚火旺的表现，取列缺和照海。这两个穴位为八脉交会穴组穴，列缺属手太阴肺经穴，照海属足少阴肾经穴，二者相配清虚火、利咽喉。

（2）实证：表现为胃火上炎的情况选内庭和曲池，这两个穴位均为阳明经穴，可清胃热；风热壅肺时取风池、少商，临床上外感风邪致病取风池往往有良好的效果，少商为肺经井穴，井穴有泻热的作用。

在操作上，针刺时最好配合咽部吞咽动作，从临床上看，尤其是针刺列缺和照海时配合吞咽动作能大大增强疗效。少商无论从操作方便来讲还是从临床效果来看一般用点刺放血法。

为引导大家学会临床选穴，下附一则病案。

病案

邓某，男，25岁。有慢性咽炎病史2年余，2天前与好友聚餐后咽部灼痛伴咽干，吞咽时痛甚，无鼻塞、流涕、咳嗽，大便干，舌红苔黄，脉滑数。

本案诊断为喉痹，由进食辛辣、肥腻饮食引起，无外感表现，有大便干、咽干等一派热盛伤阴的表现，因此辨证属胃火上炎。处方：①经络选穴：合谷、廉泉；②配穴：曲池、内庭。采用常规针刺手法，先针咽喉局部廉泉，得气后针远端穴，针刺每一穴位时均配合吞咽动作。每日针刺1次，两天便痊愈如常。

附　　录

谈中医针灸之现状

在中国历史文化中，针灸可以说是源远流长，有"国粹"之称，经过几千年的发展，针灸的历史地位和发展状况亦随之改变。本文着重谈谈当今针灸之现状。

针灸源于中国，是中医学的精髓，护佑了中华民族几千年的繁衍生息。在新石器时代，我们的祖先就能磨制适合刺入身体以治疗疾病的石器，这就是最早的针具——砭石，"砭而刺之"渐发展为针法；在使用火的过程中，逐渐发现熏烤对疼痛有所缓解，"热而熨之"渐发展为灸法。

《黄帝内经》系统论述了针灸治疗学，认为治病原则是"一针二灸三用药"，之后历朝历代都出现了论述针灸治病的经典医著。在西医学还未传入神州大地的绵绵几千年里，中医针灸挽救了无数人的生命，治愈了无数人的病痛。扁鹊曾让虢国太子"起死回生"，华佗用针灸为曹操治疗"头风症"等等。

针灸的形成具有鲜明的地域特征，蕴含着中华民族博大精深的传统文化，包涵着大量的实践观察、技术技艺和理论体系，被称为中国的"第五大发明"。针灸因为其显著的疗效，副作用少，操作简单，是世界卫生组织极力倡导的非药物治疗的重要手段，可以说是中医疗法中真正被西方医学界接受的一种。

在 20 世纪 70 年代，以中国向全世界公布针刺麻醉的研究成果为契机，国际社会掀起了一股渴望了解针灸学和应用针灸治病的热潮，这是一次世界性的针灸热潮。通过对针灸的学习，西方医学界渐渐消除了对针灸的误解，一部分外国人还对其产生了浓厚的兴趣，成为应用、研究与推广针灸的重要力量。

在针灸国际化的进程中，世界卫生组织发挥了重要的推动和引导作用，如在一些国家设立针灸研究培训合作中心，支持并创建世界针灸学联合会，制定《经络穴位名称国际标准》《针灸临床研究规范》等。1980年，世界卫生组织公布了43种针灸治疗有效的适应证。2008年，世界卫生组织公布了86个标准针灸穴位位点。有数据显示，目前全球已超过140个国家和地区拥有中医针灸医师，针灸在临床上得到了普及应用。不少国家卫生行政管理部门已把针灸纳入卫生保健系统，针灸已成为世界医学的重要组成部分。

从国内对针灸的研究来看，20世纪下半叶，针灸临床的侧重点在于观察与总结针灸的适应证。而20世纪90年代，针灸的临床应用范围已扩大到四个方面，即经络诊断、针刺麻醉、针灸保健、针灸治疗。针灸现在可以治疗的病症达800多种，其中30%~40%治疗效果显著。包括一些常见疾病、功能性疾病、慢性病、某些疑难病症与急性病用以针灸辅助更见疗效。

早在2006年，国家中医药管理局就曾将中医理论、养生、中药、针灸等八部分"打包"成一个大项申遗项目。"但是这个包太大，讲不清楚，外国专家也看不懂，所以决定分解。最先申遗的是中医针灸，因为中医针灸在国外有很多应用，西方国家最易接受。我们强调的是中医针灸，是在中医理论指导下进行的针灸，而不是一般的针刺疗法。"最后针灸单独申遗，并最终获批，这是可喜可贺的一件事。

然而，由于种种原因，针灸在中国目前的现实处境却不容乐观。"一根银针，一把草药""一个老头，三个指头"，与西医学相比，中医学普遍具有"简、便、验、廉"的特点。但如今，这些曾让中医学辉煌了几千年的优点，反而制约着自身的发展。

而且国内针灸专业人才的培养现状令人担忧：针灸专业人才年龄偏高，人数偏少，青黄不接，针灸传承出现危机。国内针灸治疗收费低廉，而针灸在海外颇受青睐，相关治疗收费较高，导致大量优秀专业人才流往海外。很多人不愿意学针灸，即使学了针灸专业，毕业后大多数没有选择去正规医院，而是跳槽去了服务性行业，如针灸美容、拔罐、按摩等行业。

在国内针灸日渐衰落的时候，国外反而出现了"针灸热"，如在德国，中医已经不再局限于私人诊所，而是走进了主流医院。德国针灸医师协会的资料显示，目前有超过4万名德国医师拥有被医疗保险公司承认的针灸证书，保险公司用于针灸治疗的支出每年约为1.5亿~3亿欧元。

要想改变针灸在国内衰落的情况，国内应该注意调整年轻一代中医、针灸医师的知识结构，注重培养临床型的针灸师，而不是对着大白兔针灸的实验型学生，注重培养在中医辨证论治理论体系指导下进行针灸治疗，而不是头痛扎头，脚痛扎脚的针灸师。

电针能否代替古代补泻手法

随着科学技术的发展，一种代替手工针刺行针的方法——电针出现了。电针的出现在很大程度上减轻了临床针灸医师的工作量，且也有其独到的疗效。那么，是否电针就能完全代替传统的补泻手法呢？答案是否定的。

从现代医学理论来讲，电针是通过电针机将微弱的电流输送到穴位上，使人体局部的神经、血管、肌肉兴奋或抑制，从而调节功能平衡，达到消炎、止痛、解痉、活血、消肿等功效。电针可以用来部分代替医者在患者留针期间的行针手法，减轻术者工作量，临床上有较好的疗效。

古代的补泻手法已有悠久历史，行针手法在人体也产生一种微电流，但不是从外来输入的，而是术者操作时毫针与肌肤摩擦所产生的生物电流。补泻手法是根据患者身体的寒热与虚实、正气与邪气盛衰的情况进行施治，经捻转、提插，病者随之出现的酸、麻、胀感循行传导，并转化为治疗效应；电针治疗，则是因输入助电能，使毫针与肌肤一起跳动，并不需要术者施行手法，故没有针感上下左右传导作用。

临床实例表明，大多数患者使用电针有效，用补泻手法也有效。但也有少数患者用补泻手法无效，用电针有效。亦有少数患者用电针无效，用补泻手法有效。

两者优缺点比较：补泻手法可以灵活掌握，因人、因时而异，行针产生的电能来自人体本身的生物电，不易被机体所适应。而电针机的型号较为单一，机体则容易形成适应性。但有些学者认为电针是一种外来电，如对刺激强度、治疗时间掌握不当，会干扰人体的生物电场。如痿证患者用电针治疗后，常常感到患侧肢体比治疗前更疲劳，更无力，肢体温度也会下降，持续2～4天才能消失。用手法治疗不仅不会出现这种现象，而且感觉轻松舒适。又如视网膜色素变性患者，采用同一组穴位，如用手法治疗，针感可传至眼部，视力改善可以持续14小时之久，使用电针治疗，则无针感传导，视力改善也只能维持2小时便恢复原状。

综上所述，补泻手法与电针也有其自身的特点，两者不能完全互相代替。

针灸取穴不在多，贵在精

人体的疾病多数是由经络循环不畅而引起的，各个疾病最终归结于经络循环的障碍，即为经络不通引起的，故许多疾病常采用针灸治疗。《黄帝内经》中有"不通则痛，不荣则痛"，针灸的独特作用是通过刺激一定的穴位，疏通人体的经络，促进气血运行，从而达到治病的目的。

经络是人体气血运行的通路，内属于脏腑，外布于全身，将各部组织、器官联结成为一个有机的整体。经是经脉，络是络脉，经络为经脉和络脉和总称。

经络是一种立体的网络，全身全部灌通，是四通八达的，因此取穴治疗疾病时，只要能正确取一个或几个穴位即可能疏通全身经络，故针灸治病不在于穴位的多少，而重点是能够掌握准确，针刺有效的穴位，穴位及手法是针灸的重点。中医整体观念中包括人与自然的统一，人如自然界中的江河，如果其中的河流流通出现障碍，便会引发各种隐患，只要准确地找到发生问题的河流，进行疏导，隐患即会消失，不必个个河流皆疏导。同理，对于人体的问题也可找到疾病的关键，进行疏导，疾病即会疗好。针不在多，而在准确。

关于针灸取穴"精简"的问题，我国近现代著名的针灸学家承淡安先生说："治病取穴，在可能范围内，应尽量少取，做到精简疏针，避免多针滥刺，以期减少病者遭受不必要的痛苦。"这的确是真知灼见、经验之谈。针灸治病取效与否，并不取决于取穴之多少，所以，《黄帝内经》所载"先得其道，稀而疏之"，是言之有据的。当然在选经用穴时，并不应单纯为了疏针而少取穴，为了精简而不多针。《灵枢·卫气失常》载，"夫病变化，浮沉深浅，不可胜穷，各在其处……间者小之，甚者众之，随变而调气"。这就清楚地告诉我们处方用穴的多少，不能单从主观愿望出发，而必须是在"先得其道"的基础上，根据客观的实际病情，结合针灸的特点、腧穴的性能，随变而调之。这样不仅可以达到取穴上的少而精，而且可以使处方效力宏。这是临床上应该切实掌握，予以注意的。

事实上，针灸取穴就像方药治病一样，《伤寒论》的方子大多药味精简，然用之临床，只要辨证准确，可收桴鼓之效，针灸亦是如此，只要辨证准确，抓住了主要矛盾，选取对症穴位，即可收效。

针灸时一定要知道的刺灸禁穴

凡是不可针刺的腧穴，称禁刺穴；凡是不可灸治的腧穴，称禁灸穴。两者统称为刺灸禁穴。刺灸禁穴是针灸临床避免事故差错的根据，其意义是深远的。时至今日，人体解剖学已对人体各部详加洞察，前人所述的刺灸禁穴，通过实践，并非皆然，故不可泥于古说。

1. 禁刺穴

凡腧穴近于脏腑，或在大的血脉之上或附近，或居于特殊位置，皆属古人认为不可刺者，而定为禁刺腧穴。如脑户、囟会、神庭、玉枕、络却、承灵、颅息、角孙、承泣、神道、灵台、膻中、水分、神阙、会阴、横骨、气冲、箕门、承筋、手五里、三阳络、青灵、乳中、人迎、缺盆、肩井、冲阳、云门、极泉、天池等穴。

考禁刺穴的实质，基本属于行刺的深浅问题。"病有浮沉，刺有浅深，各至其理，无过其道。过之则内伤。""过之"即是指刺之过深。可见古人亦认识到禁刺只是一个相对的概念。故举凡禁刺穴，除居特殊部位的神阙、乳中不宜针刺外，其他腧穴皆可进针，但务取毛刺、浮刺、沿皮刺等浅刺法，切勿超过生理限度。不过在临床中，如果有其他穴位可以代替的，就尽量避免针刺这些穴位，以免引来不必要的麻烦。

禁针穴歌

禁针穴道要先明，脑户囟会及神庭，
络却玉枕角孙穴，颅息承泣随承灵，
神道灵台膻中忌，水分神阙并会阴，

横骨气冲手五里，箕门承筋及青灵，
乳中上臂三阳络，二十三穴不可针。
孕妇不宜针合谷，三阴交内亦通论，
石门针灸应须忌，女子终身无妊娠。
外有云门并鸠尾，缺盆客主人莫深，
肩井深时人闷倒，三里急补人还平，
刺中五脏胆皆死，冲阳血出投幽冥，
海泉颧髎乳头上，脊间中髓伛偻形，
手鱼腹陷阴股内，膝膑筋会及肾经，
腋股之下各三寸，目眶关节皆通评。

（引自《刺灸心法要诀》）

2. 禁灸穴

凡接近五官、前后二阴及大动脉的腧穴，均不宜用灸法施治。如脑户、风府、哑门、五处、承光、脊中、心俞、白环俞、丝竹空、承泣、素髎、人迎、乳中、渊腋、鸠尾、经渠、天府、阴市、伏兔、地五会、膝阳关、迎香、巨髎、禾髎、地仓、少府、足通谷、天柱、头临泣、头维、攒竹、睛明、颧髎、下关、天牖、周荣、腹哀、肩贞、阳池、中冲、少商、鱼际、隐白、漏谷、阴陵泉、条口、犊鼻、髀关、申脉、委中、承扶等。

以上这些都是古人的经验之谈。近代临床针灸人士认为，除了睛明、素髎、人迎、委中等不宜灸外，余穴均可适当采用灸治法。同样道理，在临床中，如果有其他穴位可以代替的，就尽量避免灸这些穴位。

禁灸穴歌

禁灸之穴四十七，承光哑门风府逆，
睛明攒竹下迎香，天柱素髎上临泣，
脑户耳门瘈脉通，天髎颧髎丝竹空，

头维下关人迎等，肩贞大髎心俞同，

乳中脊中白环俞，鸠尾渊腋和周荣，

腹哀少商并鱼际，经渠天府及中冲，

阳池阳关地五会，漏谷阴陵条口逢，

殷门申脉承扶忌，伏兔髀关连委中，

阴市下行寻犊鼻，诸穴休将艾火攻。

（引自《刺灸心法要诀》）

针灸与艾滋病、乙型肝炎的传染问题

最近国外学者认为，"针灸由于消毒不严，实际已成了肝炎、艾滋病以及肠道沙门菌属感染的一个很重要的传染源。"一些国内的学者也持同样的观点。因为具有上述的危险性，针灸的临床应用受到很大的影响，不少患者谈针色变。针灸是否对艾滋病、乙型肝炎有传染作用，这是一个值得考虑的问题，如果不能很好地说明这个问题，则会严重影响我们针灸临床的运用。

由于针灸是一种必须刺入人体深部组织的治疗手段，其可能成为经血液传播的艾滋病、肝炎的传播途径。根据国内有关机构的研究，国内的针灸用具消毒基本上是采用高温高压消毒法，部分不发达地区则采用煮沸消毒法，一些条件极差的医院，还采用75%酒精浸泡消毒法。消毒后针具的平均更换周期是2～3天。那么这些消毒手段是否能有效防止艾滋病、肝炎病毒的传播呢？

目前研究结果发现，艾滋病病毒，特别是肝炎病毒本身具有较强的抗理化因子的能力，在高压蒸汽状态下，温度需要121℃并保持20分钟，在160℃下干烤也需2小时，才能将其杀灭，煮沸10分钟虽能终止其复制，但仍不能控制其抗原性。在 pH 为2的酸性环境下可生存6小时，75%的酒精浸泡半小时皆不能破坏其抗原性。显然，以上所介绍的针灸科院内针具消毒，远远不能防止病毒的感染。所以，对于进一步加强针灸使用安全，杜绝艾滋病、肝炎的交叉感染显得尤为重要。因此，应该积极倡导使用一次性针具。在现阶段，只有一次性针具才能解决这一问题。此外，针灸医师进针前应注意严格的穴位消毒以及刺手的消毒。